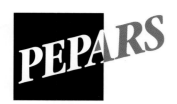

【ペパーズ】
編集企画にあたって…

　医療に関する画像化技術の発達は著しく，生体の形態的情報を三次元画像，さらには動的変化を含む四次元画像として捉えることができるようになった．形成外科で扱う疾患の治療対象は頭頂部から足の先端まで及び，各種臓器の画像情報を総合的に把握して治療方針を決定することになる．

　シミュレーション外科とはコンピュータを駆使した手術のプランニングやイメージング，評価に関する支援外科である．手術で安定した良好な結果を得るためには手術手技の向上が不可欠だが，実際の手術を行う前に仮想空間において経験，かつ手技のトレーニングの繰り返しによって，経験の浅い若い術者でも難易度の高い手術を比較的安全に行うことが可能となる．それ故，外科教育におけるシミュレーショントレーニングの有用性は高まるばかりである．

　しかしながら，シミュレーションは一部のマニアによる特殊な技術で，難しいというイメージにより端から抵抗を感じる人が少なくない．そこで今回はコンピュータに詳しくない人にも，形成外科の手術シミュレーションをより身近なものして役立つよう，スペシャリストの先生方に，それぞれの専門領域についてご執筆いただいた．前半は有限要素解析や 3D データ，さらには近年発達が目覚ましい人工知能（AI）技術を駆使した手術シミュレーションの総論，後半は頭蓋縫合早期癒合症，顎変形症，漏斗胸などの先天性疾患，および顔面骨骨折や頭頸部腫瘍，乳房再建などの後天性疾患の手術シミュレーションの各論についてわかりやすくかつ詳細に解説されている．美容外科領域のシミュレーションも企画したが，依頼した著者の執筆が間に合わずに欠項となったことのみが唯一残念な点である．

　本誌によって形成外科の手術シミュレーションが少しでも身近なものとなり，皆様の手術パフォーマンスの向上と患者様の合併症の軽減に繋がることを強く期待する．

2024 年 10 月

三川信之

KEY WORDS INDEX

和　文

― あ　行 ―

インドシアニングリーン蛍光造影
　法　55

― か　行 ―

下顎再建　47
下顎矢状分割法　32
拡張現実技術　10
画像認識　17
顔面骨折　39
胸腔鏡　63
胸骨挙上鈎　63
咬合中心位　32
骨皮弁　47
コンピューター支援手術　39
コンピュータシミュレーション
　　　　　　　　　　　　　1

― さ　行 ―

実物大臓器立体モデル　32
シミュレーション　24
手術　24
手術シミュレーション　10,63
術前シミュレーション　32
術中評価　39
小児　24
人工知能　17
3D カメラ　55
3D プリンター　10,32
Z 形成術　1
穿通枝マッピング　55
先天異常　24

― た　行 ―

中顔面再建　47
ディープラーニング　17
データ収集　17
頭蓋顔面骨　17
頭蓋縫合早期癒合症　24
頭頸部手術　47

― な　行 ―

ナス法　63
ナビゲーションシステム　39
乳房再建　55

― は　行 ―

皮膚手術　1
縫合　1

― や　行 ―

有限要素法あるいは有限要素解析
　　　　　　　　　　　　　1
遊離皮弁　47
容量予測　55

― ら　行 ―

漏斗胸　63

欧　文

― A・B ―

artificial intelligence　17
augmented reality　10
Blender　10
breast reconstruction　55

― C ―

central occlusal position　32
computational simulation　1
computer-assisted surgery　39
computer tomography；CT
　　　　　　　　　　　17,55
congenital anomaly　24
cranio-facial bone　17
craniosynostosis　24

― D・F ―

data acquisition　17
deep learning　17
facial fracture　39
Finite Element Method or Finite
　Element Analysis　1
free flap　47

― H・I ―

head and neck surgery　47
HoloLens　10
image cognition　17
indocyanine green fluorescence
　imaging　55
intraoperative assessment　39

― M・N ―

mandibular reconstruction　47
midface reconstruction　47
navigation system　39
Nuss procedure　63

― O・P ―

osteocutaneous flap　47
pectus excavatum　63
pediatric　24
perforator mapping　55
preoperative simulation　32

― S ―

sagittal split ramus osteotomy　32
simulation　24
skin surgery　1
sternum elevator　63
surgery　24
surgical simulation　10,63
suture　1

― T ―

thoracoscope　63
3D camera　55
3D computer graphics；3DCG
　　　　　　　　　　　　　10
3D slicer　10
three dimensional（3D）printer
　　　　　　　　　　　10,32
three dimensional printing model
　　　　　　　　　　　　　32

― V・Z ―

volume estimation　55
Z-plasty　1

WRITERS FILE

ライターズファイル（五十音順）

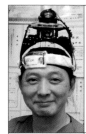

秋元　正宇
（あきもと　まさたか）

- 1987年　日本医科大学卒業
- 1994～95年　Royal Adelaide Hospital, Australian Cranio-Facial Unit に留学
- 1996年～現在　日本医科大学千葉北総病院形成外科，部長
- 2002年～現在　同大学形成外科学，教授
- 2003年～現在　同大学千葉北総病院医療情報室，室長
- 2006～07年　東海大学開発工学部，非常勤講師
- 2023年～現在　東京理科大学先進工学部，客員教授

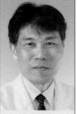

西本　聡
（にしもと　そう）

- 1989年　大阪大学卒業
  同大学皮膚科形成外科診療班
- 1995年　同大学医学部皮膚科，文部教官助手
- 1997年　大阪府立成人病センター耳鼻咽喉科，診療主任
- 1999～2001年　米国 Pittsburgh University, Pittsburgh Children's Hospital 留学
- 2001年　兵庫県立こども病院形成外科，科長
- 2006年　兵庫医科大学形成外科学講師，助教授
- 2007年　同，准教授
- 2012年　同，教授
- 2018年　日本ディープラーニング協会，ジェネラリスト

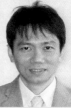

三川　信之
（みつかわ　のぶゆき）

- 1991年　東京医科大学卒業
  昭和大学形成外科入局
- 1995年　同大学形成外科，助手
- 1997年　同大学形成外科，助手
- 1998年　丸山記念総合病院形成外科，部長
- 2000年　昭和大学形成外科学
- 2002年　同，部長
- 2009年　昭和大学形成外科，専任講師
  Great Ormond Street Hospital for Children, Craniofacial Center (London) 留学
- 2010年　Necker 小児病院, Craniofacial Unit (Paris) 留学
- 2011年　千葉大学大学院医学研究院形成外科学，准教授
- 2016年　同，教授

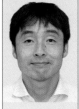

石田　勝大
（いしだ　かつひろ）

- 1994年　東京慈恵会医科大学卒業
  国立国際医療センター病院胸部外科
- 1996年　埼玉医科大学第一外科
- 1998年　東京慈恵会医科大学形成外科
- 2002年　国立がんセンター頭頸部外科
- 2004年　東京慈恵会医科大学形成外科
- 2017年　同，准教授
- 2024年　同，教授

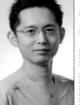

林　稔
（はやし　みのる）

- 2005年　群馬大学卒業
  同大学医学部附属病院，研修医
- 2007年　昭和大学形成外科入局
  東京通信病院
  昭和大学病院
- 2008年　聖マリア病院
- 2009年　新日鐵八幡記念病院
- 2010年　太田西ノ内病院
- 2011年　前橋赤十字病院
- 2012年　横浜労災病院
- 2013年　昭和大学病院
- 2014年　前橋赤十字病院
- 2018年　同，部長
- 2019年　聖マリア病院 診療部長

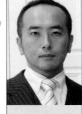

光野　乃祐
（みつの　だいすけ）

- 2003年　愛媛大学卒業
  同大学皮膚科形成外科診療班入局
- 2006年　松山市民病院形成外科
- 2013年　済生会今治病院形成外科
- 2015年　大阪医科薬科大学形成外科
- 2019年　済生会今治病院形成外科
- 2021年　大阪医科薬科大学形成外科
- 2024年　星ヶ丘医療センター形成外科

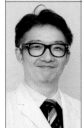

荻野　晶弘
（おぎの　あきひろ）

- 1999年　東邦大学医学部卒業
  同大学形成外科学講座入局
- 2002年　星総合病院外科
- 2003年　国立がんセンター東病院頭頸科
- 2006年　東邦大学形成外科，助教
- 2014年　同，講師
- 2019年　同，准教授
- 2020年　同，教授

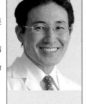

彦坂　信
（ひこさか　まこと）

- 2002年　慶應義塾大学，卒業
  同大学医学部，研修医（形成外科）
- 2004年　同大学医学部，助手（専修医）
- 2006年　同大学医学部，助教
- 2007年　国病院機構東京医療センター形成外科，医師
- 2008年　横浜市立市民病院形成外科，医師
- 2009年　平塚市民病院形成外科，医長
- 2012年　国立成育医療研究センター形成外科，医員
- 2019年　同，医長
- 2021年　同，診療部長

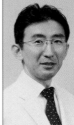

森　弘樹
（もり　ひろき）

- 1993年　東京医科歯科大学卒業
  同大学皮膚科（形成外科診療班）入局
- 2002年　同大学医学部附属病院形成外科，助手
- 2007年　同大学形成外科学分野，講師
- 2018年　同大学形成・再建外科学分野，主任教授
- 2024年　東京科学大学形成・再建外科学分野，主任教授（名称変更）

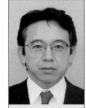

髙木　誠司
（たかぎ　さとし）

- 1995年　大阪大学卒業
  同大学形成外科入局
- 2002年　りんくう総合医療センター形成外科
- 2004年　Australian Craniofacial Unit, clinical fellow
- 2005年　呉医療センター形成外科
- 2009年　福岡大学形成外科，講師
- 2011年　同，准教授
- 2021年　同，教授

前付 3

CONTENTS

みんなに役立つ
形成外科手術シミュレーション！

編集／千葉大学 教授　三川　信之

皮膚形成術のシミュレーション
—有限要素解析 (Finite Element Analysis) を用いて— ………………………… 秋元　正宇　**1**

　　有限要素法は応力という目には見えない物体内部に働く力を可視化することので
　　きる，いわば「力」を見る顕微鏡のようなものである．医師にとってはやや高い
　　ハードルかもしれないが，ぜひ試みていただきたい．

3D データを駆使した手術シミュレーション ………………………… 光野　乃祐ほか　**10**

　　患者由来 3D データを AR デバイス，PC シミュレーション，3D プリンターと幅
　　広い手段で臨床活用した症例を供覧する．シミュレーションを個人で行う手段，
　　その教育的効果についても考察した．

AI 技術を用いた手術シミュレーション ………………………… 西本　　聡　**17**

　　形成外科分野においても手術前後の評価や手術計画などに AI 技術の応用が始
　　まっている．その実例をかいつまんで紹介し，今後の課題を提示する．

先天異常疾患に対する手術シミュレーション ………………………… 彦坂　　信　**24**

　　当科で施行してきた頭蓋縫合早期癒合症における手術シミュレーションの実用
　　例を紹介し，シミュレーションの要点や課題を述べる．

顎変形症に対する骨切り術のシミュレーション ………………………… 林　　稔ほか　**32**

　　下顎骨切り手術の術前計画として 3D プリンターによる自作の実物大臓器立体モ
　　デルを用いたシミュレーションについて，その実際と有用性を述べる．

前付 *4*

◆編集顧問／栗原邦弘　百束比古　光嶋　勲
◆編集主幹／上田晃一　大慈弥裕之　小川　令

【ぺパーズ】
PEPARS No.215/2024.11◆目次

顔面骨手術に対するナビゲーションガイド下手術シミュレーション……荻野　晶弘　39

顔面骨骨折手術では，骨折整復位の整合性の確認に加え，顔面骨格の対称性の再現が重要となるが，その術中評価は小切開のアプローチから判断することが多く，術者の経験に左右され，正確な評価は容易ではない．ナビゲーションシステムは，比較的簡便な術前準備と術中操作で，確認したい骨や周囲組織の3次元的位置関係をリアルタイムに把握できる手術支援装置である．顔面骨骨折手術においては骨欠損を生じる複雑骨折例，陳旧骨折例での骨切り，骨移植を要する眼窩吹き抜け骨折例など，小切開からの視診や触診だけでは術中評価に難渋する症例において特に有用性が高い．

頭頸部腫瘍切除後の再建手術シミュレーション……………………石田　勝大　47

頭頸部再建領域のシミュレーションはコンピューター支援顎骨再建手術の発展が目覚ましく商用化されている．エビデンスを考慮すると標準的術式として積極的に取り入れるべきである．

乳房再建のシミュレーション…………………………………………森　　弘樹　55

身体計測，2D&3D写真撮影，造影CT，ICG蛍光造影，などを駆使してイメージを高めることでよりよい再建ができるようになる．

胸郭変形に対する手術シミュレーション…………………………髙木　誠司ほか　63

漏斗胸治療の主たる目的の1つは整容面の改善，そして患者自身のコンプレックスの解消です．「形態を正常にすることでQOL向上に貢献する」ことを使命として謳っている我々形成外科医が，もっと治療に介入してみてはいかがでしょう．

ライターズファイル…………………………前付3
Key words index……………………………前付2
PEPARS　バックナンバー一覧……………73
掲載広告一覧………………………………74
PEPARS　次号予告………………………74

「PEPARS®」とはPerspective Essential Plastic Aesthetic Reconstructive Surgeryの頭文字より構成される造語．

前付 5

新刊

ゼロからはじめる Non-Surgical 美容医療

著 **宮田 成章** みやた形成外科・皮ふクリニック 院長

2024年11月発行　B5判　164頁　オールカラー　定価5,940円（本体5,400円＋税）

「Non-Surgical 美容医療って気になるけど、どこからはじめたらいいの？」そんなあなたへ

美容医療の世界に足を踏み入れる時の心構えから、機器の理論・施術のコツまでを網羅！
レーザーをはじめとした各種治療機器や、ヒアルロン酸製剤などの注入による治療を、症例を交えながら解説しています。理解が難しい機器のメカニズムなどは豊富な図でわかりやすく説明しました。
美容医療業界への参入を考えている方はもちろん、自費診療に興味のある方、すでに治療機器を導入していて新しい治療の導入を検討している方にも、ぜひ手に取っていただきたい1冊です。

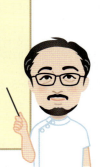

主な目次

<総論> 美容皮膚診療とは
- 美容皮膚診療の心得
- 美容皮膚科を始める前の基礎知識

<総論> さあ美容皮膚診療をやってみよう
- どのような美容皮膚診療を目指すのか？
- 機器による治療
- 注入による治療
- その他の治療
- 治療概論
  (1) シミの診療：老人性色素斑／光線性花弁状色素斑／雀卵斑／脂漏性角化症／扁平母斑／肝斑／黒皮症／炎症後色素沈着（PIH）／太田母斑／後天性真皮メラノサイトーシス（ADM）
  (2) 治療方法

<各論>
各種機器の特徴と用途
- 炭酸ガス（CO_2）レーザー
- フラクショナル炭酸ガスレーザー
- Er:YAG レーザー（フラクショナルを含む）
- アレキサンドライトレーザー／ルビーレーザー
- Nd:YAG レーザー
- ピコ秒レーザー
- 近赤外線レーザー（フラクショナルを含む 1320, 1450, 1540, 1927 nm）
- その他の機器（光治療（IPL）／単極型高周波（ジュール熱方式）／単極型高周波（Radiative、誘電加熱方式）／ニードル RF／高密度焦点式超音波（HIFU）／同期平行型超音波（SUPERB™））

注入治療
- ボツリヌス菌毒素製剤
- ヒアルロン酸製剤
- 薬剤の経皮導入

治療法の選択と pitfall：疾患ごとに考える
- シミ（メラニン色素性疾患）
- シワ・タルミ

全日本病院出版会　〒113-0033　東京都文京区本郷3-16-4　Tel:03-5689-5989
www.zenniti.com　Fax:03-5689-8030

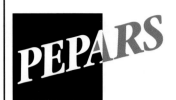

◆特集／みんなに役立つ形成外科手術シミュレーション！

皮膚形成術のシミュレーション
―有限要素解析(Finite Element Analysis)を用いて―

秋元 正宇*

Key Words：皮膚手術(skin surgery)，コンピュータシミュレーション(computational simulation)，有限要素法あるいは有限要素解析(Finite Element Method or Finite Element Analysis)，Z 形成術(Z-plasty)，縫合(suture)

Abstract 筆者は単純縫合，Z 形成術，耳垂裂形成術のデザイン比較，ケロイドの病変内の応力分布，褥瘡の発生過程など，形成外科医が日常で遭遇する様々な現象を，有限要素法を用いて解析してきた．その解析事例を紹介する．単純縫合，Z 形成術の解析例では皮膚の変形の様子が一目瞭然となった．また異なる術式を同じ条件で比較したり，変形後を予測することも可能であった．耳垂裂形成術などを様々なデザインで比較した．病態の一因が応力集中にある可能性のあるケロイドや褥瘡の病変内の応力分布を可視化して観察してみた．稿の最後に，自ら有限要素解析を試みたい読者に，無料で利用できるソフトウェアを用いた単純な解析例を紹介する．

はじめに

形成外科医であれば，皮膚を切り移動し縫合する時に，ここは皮膚が大きく引き伸ばされて緊張が高くなるだろうとか，ここは皮膚を寄せて糸で縫合しても大丈夫だろうか，などと考えながらデザインをするであろう．経験のある形成外科医であれば，経験からだいたいこのあたりをこのくらい切れば創は閉鎖できるだろうとか，この三角弁の角度と大きさはこの程度でよいだろう，などとデザインすることができる．私は職人芸的な局所皮弁のデザインは，コンピュータで計算可能なのではないかと考えていた．ある日，建築分野で地震に耐えられる橋の設計に有限要素法というコンピュータシミュレーションが有効であるという記事を一般の雑誌で知った．有限要素法を調べてみると，飛行機の翼の設計から応用が始まり様々な構造物内部に発生する力を計算できる手法であることを知った．私はこれを皮膚の手術の解析に応用できるのではないかと思い研究を始めた[1)2)]．1990 年頃のことである．当時は，理論は成書で学ぶことができたものの，プログラムは自分で書くという時代であった．成書の巻末にあるプログラム例を参考に自分でプログラムを書いた．当時は 2 次元の解析で，しかも皮膚のような大きく伸縮する物体を解析するのは様々な理論的困難もあった．近年になり有限要素解析のプログラムがある程度完成された形で市販されるようになってきた．さらにコンピュータの性能も飛躍的に進化し，パソコン上でも十分に実用に足るレベルでの解析ができるようになった．本稿では，私が行ってきた解析をいくつか紹介する．また現在容易に入手可能なプログラムを用いて単純なモデルの解析例を紹介する．

---

* Masataka AKIMOTO, 〒270-1694 印西市鎌苅 1715 日本医科大学千葉北総病院形成外科, 教授

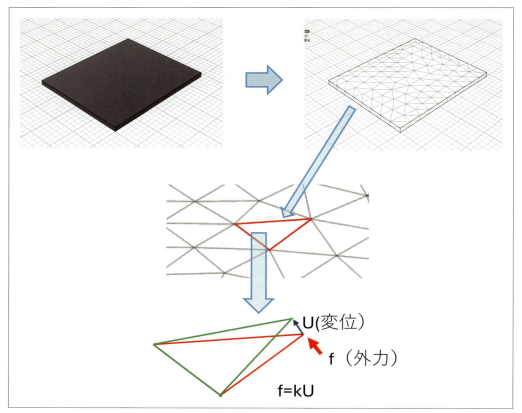

図1．有限要素法の原理

たとえば直方体の変形を考える場合，全体の変形の様子を計算したい時に，物体を小部分に分割して，その小部分に成立する外力 f に対して変位 U が発生したとすると，外力と変位の間に成立する単純な物理法則を連立方程式として物体全体に組み上げれば，その連立方程式を解くことにより，物体全体の変形，力の様子が明らかになる．

有限要素法の原理

ある物体の変形を解析するとする．たとえばバネであればフックの法則により荷重に比例した伸びが起こる．これと同様に小さな三角形の物体を考える．これに力を加えると変形し，内部に応力が発生する．三角形が1つであれば手計算でも計算できる．解析したい物体を小さな三角形に分解する．分解した1つ1つの三角形に対して成立する単純な方程式を全体に組み上げ大きな連立方程式とする．この大きな連立方程式を解くことで物体全体の挙動を明らかにすることができる（図1）．この方法は複雑な形状や材質を持つ物体の挙動を解析する際に非常に有効で，構造物の強度解析，振動解析，流体の流れ解析，熱伝導解析など，多岐にわたる分野で応用されている．手法の詳細については成書を参照されたい．

解析例

1．ドッグイヤーができる様子[3]

紡錘形切除を行うとドッグイヤーができる．そのドッグイヤーの高さを計算で予測できないかと，皮膚をゴムのような物体としてモデル化し，縫合糸の代わりに2点を結ぶ線状の要素としてモデル化した．縫合糸の要素を収縮させると創縁が寄っていくのがわかる（図2）．糸の緊張・皮膚応力を表示させながら観察する方向を変えるとドッグイヤー生成の様子も明らかとなる．また縫合する欠損の形を変えてシミュレーションするとドッグイヤーの高さも大きく変化することがわかる（図3）．

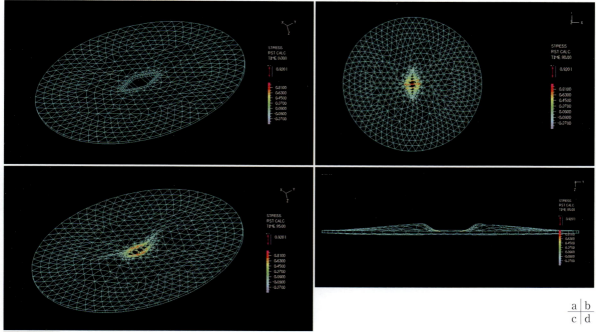

図 2. 単純縫縮のシミュレーション

(文献 3 より引用改変)

※図 2〜4, 6〜8 は QR コードから動画を閲覧できます.
　全日本病院出版会のホームページから動画にアクセスする場合は
　パスワード　pepars215　を入力して下さい.

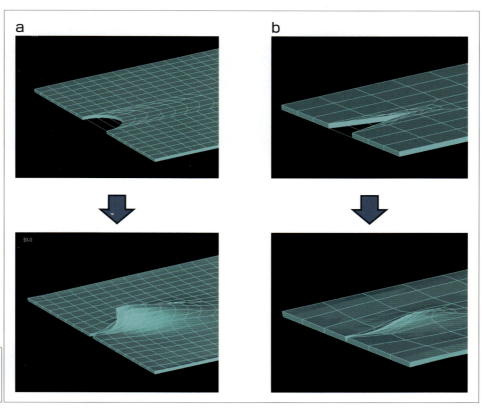

図 3. ドッグイヤーのでき方
a：円形創を縫合した場合　　b：紡錘形創を縫合した場合

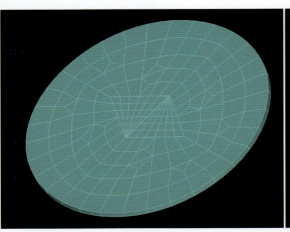
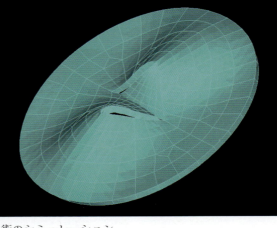

図 4. Ｚ形成術のシミュレーション
皮弁の位置交換・2 点間の延長・山を谷にする効果など一目瞭然である．

（文献 3 より引用改変）

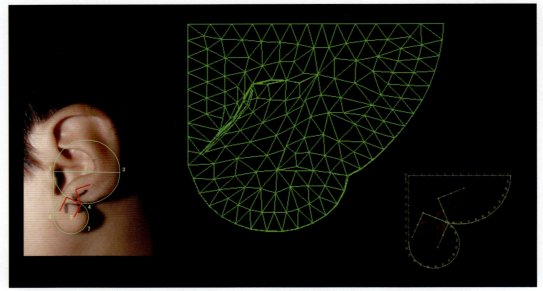

図 5. Square flap method による耳垂裂形成のシミュレーション
デザインから術後形態を予測することができる．

2．Ｚ形成術のシミュレーション[4)5)]

　Ｚ形成術はペーパーモデルでのシミュレーションが知られている．ドッグイヤー解析と同様の皮膚のモデルを作成し 3D の動画にしてみた．皮弁が入れ替わり，ドッグイヤーを形成しながら皮膚の 2 点が延長されていく様子が明らかになっている(図 4)．

3．耳垂裂手術・埋没耳手術のシミュレーションと術式の比較[6)7)]

　Ｚ形成術，Squre flap method での皮膚の変形の様子を明らかにできた(図 5)．2 次元モデルで，耳垂裂の様々な術式の比較をしてみた(図 6)．また埋没耳の術式の解析では猫耳法・正方弁法で形成する谷の深さを 3 次元モデルでシミュレーションした．

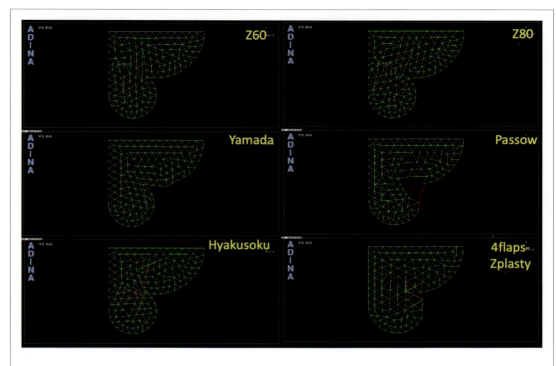

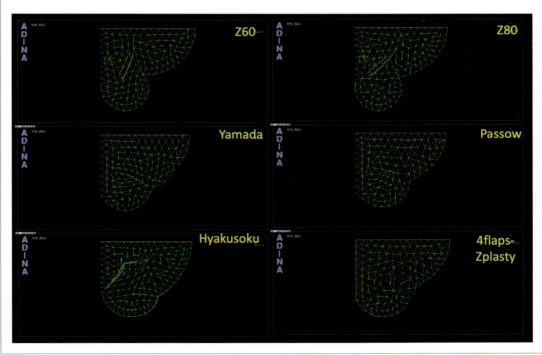

図 6. 様々なデザインによる耳垂裂形成術の比較

（文献 6 より一部引用改変）

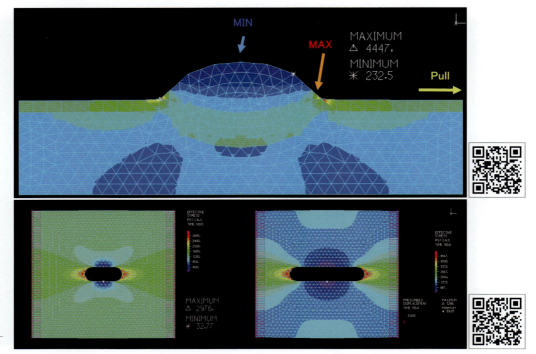

図 7．ケロイドのシミュレーション
a：断面の応力分布．辺縁の応力集中が著明である．
b：横方向の荷重により荷重方向辺縁の応力集中と中心部の応力減弱が見られる．

(文献 8 より引用改変)

4．ケロイドのシミュレーション[8]

ケロイドは中心部が治癒傾向を示し，時に遊走するような局面を見せる．ケロイドの拡大は応力の集中に関連があるのではないか，との仮説を考えた．ケロイドのある皮膚の断面をモデル化し，モデルの両端に引っ張りあるいは圧縮の力をかけてみた時の組織内に発生する応力を可視化してみた．果たして応力分布は辺縁に集中，中央で減弱となる結果であった．他にも下方に骨組織のような硬い組織があると応力集中が起こりやすい，つまり帝王切開時の縦の創は恥骨のある部分からケロイドが出やすいのではないかという興味ある知見も得られた（図 7）．

5．褥瘡の発生機序のシミュレーション[9][10]

まだ DTI(deep tissue injury)という言葉が出てくるか出てこなかった頃の解析である．褥瘡のデブリードマンをすると，表面にはあまり壊死組織がないのに，いざデブリードマンを始めるとどんどん深部に向かって壊死組織が広がっていく経験を何度もした．もし殿部の組織内の応力集中によって，血管障害あるいは組織障害が生じているならば，応力集中を見れば壊死組織の発生する部分がわかると考え，単純な褥瘡モデルを考えて，計算してみた．果たして応力は表層ではなく，深部と骨軟部組織の境界面に集中していた．これは臨床所見とほぼ一致する（図 8）．

これから有限要素法シミュレーションを始めたい人のために

1．ソフトウェア

これまで紹介してきた解析例のように，有限要素法は現実の現象を計算によって可視化し力の分布を明らかにすることができる．形成外科領域にとどまらず，医学生物学領域への応用が可能な手

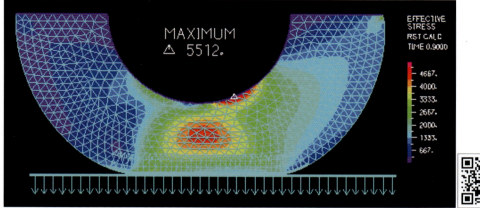

図 8. 褥瘡のシミュレーション
応力集中は辺縁には発生しにくく，むしろ軟部組織中央と骨境界部の 2 か所に発生する．

（文献 9 より引用改変）

法である．

　いくつかの有限要素法プログラムが市販されている．現在利用可能な商用の汎用有限要素解析ソフトウェアは ANSYS, ADINA などが知られている．筆者は後者を用いていた．商用ソフトウェアはライセンス制でアカデミック割引ライセンスでも年間数十万円の費用がかかる．一方で無料で利用できるソフトウェアも存在する．近年は主に機械の設計・製図のための CAD ソフトウェアが拡張機能として，有限要素解析モジュールを導入し設計した部品の強度計算を行えるものが出てきた．Autodesk 社 Fusion360 はそのようなソフトウェアの 1 つである．元来設計のための 3DCAD であるので，3D プリントのための基本プログラムとしても有用である．学生・教育機関向けライセンスが利用できれば無料で利用できる．一般個人向け機能限定ライセンスも無料で利用できるが有限要素解析はできない．Fusion360 に導入されている有限要素解析モジュールは Nastran と呼ばれる NASA で開発されたプログラムを汎用に改良したもので，プログラム自体の信頼性は高い．筆者も運用コストなどの点から，解析プログラムを Fusion360 に移行しているところである．以下簡単なモデルでの解析手順を紹介する．

2．解析手順

　Fusion360 を立ち上げ，解析したい物体の形状を作成する．今回は 1 辺 100 mm のシリコンゴム板の中央に直径 30 mm の円形の穴があいている物体を想定し，これを 10 mm 引っ張った時にどのような変形をし，応力が発生するのかを解析してみる．今回は単純な解析の例として，正方形の皮膚片の中央に穴があいた状態を想定し，皮膚片の端を引っ張った時，どのような変形をするのか，どのような応力が発生しているかを可視化することができる．

最後に

　有限要素法は目には見えない応力という物体内部に働く力を可視化することのできる，いわば「力」を見る顕微鏡のようなものである．かつては大量の計算機資源を使うことや原理が複雑であることから，ごく一部の専門家しか利用することができなかった．今や個人の持っているパソコンでさえ計算能力は有限要素法開発当時の計算機センターを凌駕する性能を持っている．また無料あるいは低価格でかつ信頼性の高いソフトウェアが公開されるようになってきた．物理法則，プログラムなど医師にとってはやや高いハードルかもしれないが，ぜひ試みていただきたい．本稿が皮膚シミュレーションを試みたい読者の参考となれば幸いである．

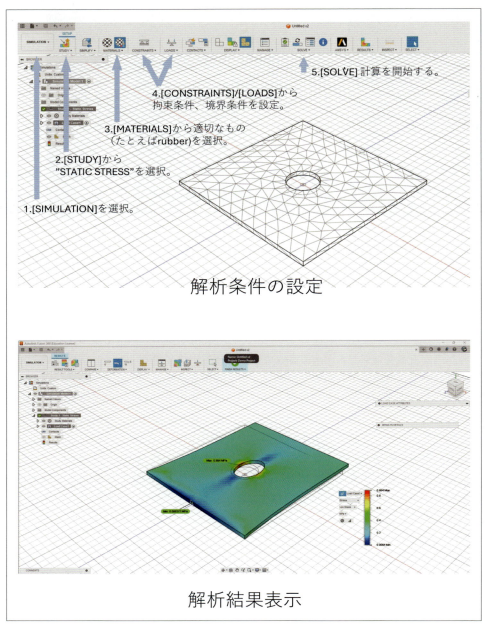

図 9. Fusion360 による解析例

参考文献

1) 秋元正宇：有限要素法による局所皮弁の解析（第1報）60度Z形成術，90度Z形成術および正方弁法の2次元的解析．日形会誌．8(7)：567-573, 1988.
   Summary　筆者の最初の有限要素法を用いた解析である．当時は2次元解析で，解析プログラムは自作であった．

2) 秋元正宇：有限要素法による局所皮弁の解析（第2報）手術シミュレーションプログラムの開発と各種菱形皮膚欠損被覆法の検討．日形会誌．13(7)：371-384, 1993.
   Summary　縫合をシミュレーションできるようにプログラムを改良し，菱形皮膚欠損に対する各種デザインを比較した．

3) 秋元正宇ほか：汎用非線形パッケージソフトウェアによる皮膚単純縫縮・Z形成術シミュレーションの試み．日シミュレーション外会誌．11(3)：

44-47, 2004.
Summary　汎用パッケージソフトウェアによる皮膚手術のシミュレーション. 3次元解析に進化.

4) Kitta, E., Akimoto, M. : Biomechanics and computer simulation of the Z-plasty. J Nippon Med Sch. **80**(3) : 218-223, 2013.
Summary　Z形成術の延長率を腕の角度を変えながら解析.

5) 秋元正宇：【形成外科領域における手術シミュレーション】Z形成術の延長率のシミュレーション. 形成外科. **58**(4) : 343-349, 2015.
Summary　Z形成術のシミュレーションについてのレビュー.

6) 秋元正宇ほか：【先天性外耳異常の再建法】先天性耳垂裂の治療. 形成外科. **56**(6) : 617-623, 2013.
Summary　耳垂裂の術式について有限要素シミュレーションを用いて解説.

7) Kuwahara, H., et al. : A comparative finite element analysis of two surgical methods for cryptotia. Plast Reconstr Surg Glob Open. **7**(7) : e2315, 2019.
Summary　埋没耳の形成術において, 耳介側頭溝をいかに深く作るかを有限要素法でシミュレーション.

8) Akaishi, S., et al. : The relationship between keloid growth pattern and stretching tension : visual analysis using the finite element method. Ann Plast Surg. **60**(4) : 445-451, 2008.
Summary　ケロイドを様々な条件下で内部に発生する応力について解析した.

9) Kuroda, S., Akimoto, M. : Finite element analysis of undermining of pressure ulcer with a simple cylinder model. J Nippon Med Sch. **72**(3) : 174-178, 2005.
Summary　褥瘡の内部に発生する応力を解析し, 褥瘡がDTIであることを明らかにした.

10) Akimoto, M., et al. : Finite element analysis of effect of softness of cushion pads on stress concentration due to an oblique load on pressure sores. **4**(3) : 230-235, 2007.
Summary　文献9のモデルをさらに解析し, 斜め方向の力やポケット形成をした褥瘡がさらに応力集中を悪化させる可能性を示した.

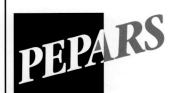

◆特集／みんなに役立つ形成外科手術シミュレーション！
3Dデータを駆使した手術シミュレーション

光野乃祐[*1]　上田晃一[*2]

Key Words：手術シミュレーション（surgical simulation），拡張現実技術（augmented reality），HoloLens，3Dプリンター（3D printer），Blender，3D slicer，3D computer graphics；3DCG

Abstract　我々はAR（拡張現実）技術を形成外科領域で臨床活用するための研究を行い，症例ごとに効果的なシミュレーションデータの作成方法，表現方法を追求してきた．それにより得られた知見はARによる術野投影に限らず，PCで完結するシミュレーション，3Dプリントによる出力など，広い意味での「患者由来3Dデータの有効活用」につながった．

定型的手術が少ない形成外科では術前シミュレーションもパターン化しきれない部分が多く，症例ごとの創意工夫が必要となる．シミュレーション自体の良し悪しも重要だが，その結果を術中にストレスなく参照する手段も検討する．

我々が行った手術シミュレーションの実例を供覧し，その中で各シミュレーションの狙い，有用性について述べる．その上で，「施設環境条件に制限されず医師個人レベルで実行するには何が必要か」やシミュレーションを行うことによる自己学習・教育効果的な側面についても考察する．

はじめに

我々の施設では拡張現実（augmented reality；AR）技術を形成外科で活用するための研究，特にARデバイスにより体表・骨などの3Dシミュレーションデータを術野に投影する試みを行ってきた[1)~3)]．一方，それと並行してPC上でのシミュレーション・3Dプリント出力なども積極的に行うことで，患者由来3Dデータを幅広く最大限に活用するための知見を得た．3Dデータの作成/加工は既に医師個人レベルで十分可能な時代になっており，その観点から形成外科領域において3Dデータを最大限活用する方法，それに付随する教育的効果について述べる．

手術シミュレーションのワークフロー

「手術シミュレーション」という概念は，手術手順の検討，術野へのアプローチ法の検討，組織の切除量・切除位置・移動距離・方向の検討，それによる手術結果の予想など多岐にわたる．「画像データからどの部分を抽出するか」を検討する時点からシミュレーションが始まっている．

以下に我々の施設における手術シミュレーションのワークフローを述べる．

1．患部の3Dデータ作成

患者のCT/MRI画像のDICOMデータを取得し，DICOM viewerである3D Slicer（https://www.slicer.org/）にインポートする．まずボリュームレンダリング（画像データの各座標の密度情報に基づいた「点の集合」としての立体情報の表示）を行い患部全体の3D像を確認する．そのままでは他のソフトでデータの加工ができないので，骨・体表・血管などターゲットごとに閾値を

[*1] Daisuke MITSUNO，〒569-8686　高槻市大学町2-7　大阪医科薬科大学形成外科
[*2] Koichi UEDA，同，教授

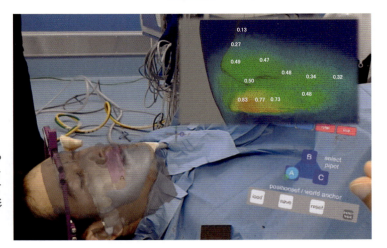

図 1.
症例 1
HoloLens で体表・骨モデルを術野に合わせて表示，上顎移動アニメーションを行っている．皮膚の動きは骨に連動しているが，右上のように皮膚の各座標で影響係数を調整している．

絞りデータを抽出してポリゴンデータ(「三面体もしくは四面体の集合」としての立体情報)に変換する．なおカラー情報付きの体表データが必要な場合，3D スキャナである VECTRA H1™ を使用している．

2．3D データの加工

DICOM viewer における 3D データ作成の段階でも骨片ごとに範囲を選択してデータを抽出，または 3D プリンター出力の準備用ソフトでトリミングや反転するなど，簡単な加工は可能である．しかし細かな加工の場合は専用のモデリング用ソフトが必要である．我々は機能の豊富さから Blender(https://www.blender.org/)を用いている．必要に応じて外部プラグインや他のソフトも併用している．

3．PC でのシミュレーション

主に Blender を用いている．組織を任意の境界で細かく分割する，任意の方向に移動させる，影響範囲をコントロールしてなだらかに変形させる，といったことが標準的な機能を用いて可能である．さらにはそれらのアニメーション，複雑な構造同士の重複部分の差を計算し表示する，全体の形状を保ったまま別の構造に変化させる(例：体表面を網目構造に置換する)など，「発想を形にするための手段」が幅広く用意されている．「医療向けシミュレーション機能」が備わっているわけではないが，その分自由度が高く，どの作業段階でも外部へのデータ出力ややり直しが可能である利点が大きい．

4．AR デバイス

目的に応じて加工された 3D データを AR デバイスにインポートする．デバイスとして我々は Microsoft の HoloLens/HoloLens2 を用いている．任意の空間上に固定表示するだけであればデバイス標準の 3D データ閲覧アプリ(3D Viewer)で可能だが，表示位置を術野の特定の位置に正確に合わせて表示するための機能は搭載されていない．我々はアプリ・ゲーム開発用統合ソフトウェア Unity(https://unity.com/ja)で，術野の特定の 3 点と 3D データの 3 点を合わせることで正確な位置合わせを行うアプリを作成し使用している[4]．

5．3D プリンター

加工された 3D データを 3D プリンターで出力するためのソフトにインポートし，G コードファイルに変換してプリントする．我々の施設では Flash forge 社の guider Ⅱ(https://flashforge.jp/product/guider2/)を用いている．熱融解積層タイプのプリンターであり，フィラメントは PLA (poly-lactic acid)もしくは ABS(acrylonitrile butadiene styrene)を用いる．

シミュレーション活用症例供覧

症例 1：18 歳，男性．両側唇顎口蓋裂に伴う上顎形成不全

LeFort Ⅰ骨切り，骨延長を計画し，術前に PC 上で骨切りシミュレーションを行った．その際，骨に連動して体表組織もアニメーションするように試みた．硬組織である骨の移動に軟組織である

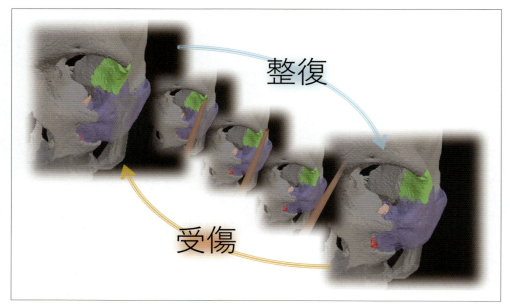

図 2. 症例 2：頬骨骨折の整復アニメーション
逆再生に受傷原因である警棒のアニメーションを加えることで，受傷機転（警棒でどのように外力が加わったのか）の推察も可能

皮膚が自然に連動するよう皮膚データの各頂点の移動係数を調整した．術中に AR デバイスを用いて術野に表示し，骨移動後の顔貌予想を行った（図 1）．

症例 2：21 歳，男性．左頬骨骨折

第三骨片が眼窩内に転位しており整復方向に注意を要したため，単に整復後の形状をシミュレーションするだけでなく，整復の動きをアニメーション作成することで安全な整復方向をイメージした．また，整復アニメーションを逆再生することで受傷時の外力（警棒による）がかかった方向の推察も可能であった（図 2）．

症例 3：21 歳，男性．陳旧性鼻骨骨折に伴う斜鼻・鞍鼻変形

肋軟骨移植・鼻中隔形成を計画した．まず術中参照のために外鼻形状・鼻骨・鼻中隔形状・正中ラインがわかる多層構造の解剖モデルを作成した（図 3-a）[5]．

次に術前の鼻背皮膚，鼻中隔の形状データを用いて PC シミュレーションを行った．まず鼻腔の含気部分のデータを反転して鼻中隔形状を抽出することで，弯曲鼻中隔に対してどのように修正・延長操作を加えるか，それにより高さがどの程度改善するかをシミュレーションした．並行して，体表（外鼻）皮膚データを用いて，その高さ・対称性を修正するシミュレーションを行った．それらのシミュレーション前後の差分を計算して鼻背に移植する軟骨形状モデルを作成した．また修正外鼻データを基にした水平断・正中矢状断のテンプレートを作成した（図 3-b～e）．

術後評価においては体表データに側面から縞状テクスチャデータを合成し等高線状に表示することで左右差の評価を容易にした（図 4）．

症例 4：20 歳，男性．右下顎線維性骨異形成

右下顎線維性骨異形成部の剝削による減量術を計画した．術中に狭い視野でも骨の削除量や下顎神経位置の把握をしやすくするためのモデル作成を行った．削除量の目安とするため下顎のミラーモデルを作成したが，単純なミラーモデルではなく，術前の患側における下顎神経走行，削る前の患側骨表面をメッシュ構造で加えたものを作成した[5]．「術前モデル」「ミラーモデル」両方を出力し

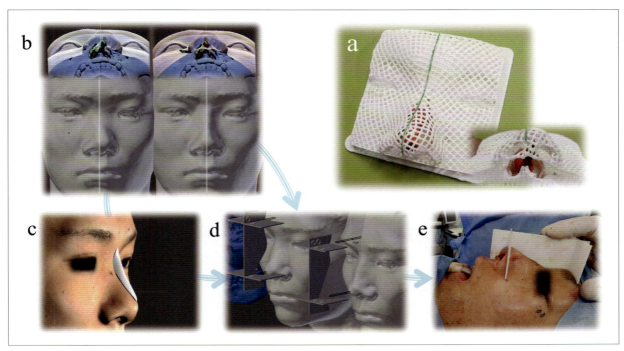

図 3. 症例 3：陳旧性鼻骨骨折症例でのシミュレーションの流れ
 a：術前の外鼻形状・鼻骨・鼻中隔形状・正中ラインの関係がわかる多層構造の解剖モデル
 b：変形した鼻中隔，外鼻形状をそれぞれ修正
 c：鼻背に移植する肋軟骨ボリュームを推定
 d：水平断・正中矢状断を組み合わせた外鼻テンプレートを作成
 e：テンプレート通りの整復を確認

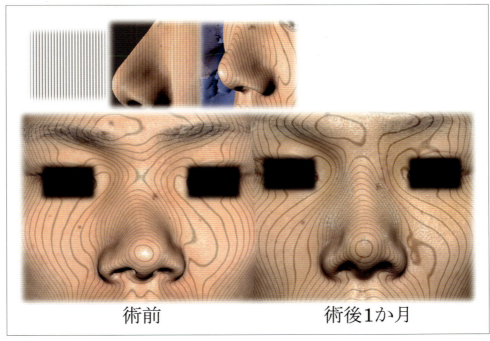

図 4. 症例 3：体表データに縞状テクスチャデータを合成することで等高線状に表示され，微妙な左右差も視覚化できる．

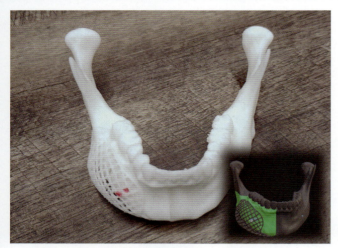

図 5. 症例 4：下顎骨多層ミラーモデル
健側からのミラー形状に加えて元の形状もメッシュ構造として合成．元の下顎神経走行を赤で着色

て比較するよりも，それを一体化することにより部位ごとの削るべき厚み・注意すべき部位が視覚的に明確となった（図 5）．メッシュの隙間を通じて，削除する厚みを術中に計測し直すことも可能であった．

症例 5：20 歳，男性．顔面多発骨折（LeFort Ⅰ＋Ⅱ＋下顎骨折）

転落による高エネルギー外傷で Naso-maxillary buttress・zygomatic-maxillary buttress ともに粉砕しており，まず下顎から順に整復する計画を立てた．しかし ICU 管理中であり開口困難を認め，通常の咬合模型作成からのバイトプレート作成が不可能な症例であった．幸い歯にクラウンがなく歯牙周辺の綺麗な 3D データ作成が可能であり，PC シミュレーションによりおおよその咬合が再現可能であった．下顎整復→上顎と咬合を合わせた後に関節窩をピボットにして上下顎を動かし位置を仮決定，頬骨整復，の順にシミュレーションを行った．おおむね良好な整復イメージができたと判断したため，上顎・下顎をそれぞれ 3D プリンターで出力した（図 6-a～f）．出力したモデル同士を合わせてみると，咬頭嵌合が得られる状態では関節突起が中心位から外れた位置となることが判明したため，再び PC シミュレーションに戻り全体を修正した．その状態でセファログラムにおける Nasion，Id（下顎中切歯間歯槽突起最前点），Menton に当てるテンプレートを作成，3D プリンターで出力した．テンプレートは術中に中顔面の整復位置の判断に有用であった（図 6-g～j）．

考 察

1．シミュレーションデータ出力の選択肢について

AR デバイスには 3D データを術野と重ね，術野より深部にデータを表示することも可能，という代替不可能な利点が存在する．他にも様々な機能が 1 つのデバイスに集約され，それらをハンズフリーで利用できる．データ活用手段として最も手軽かつ有用なものになり得るが，現時点では「データ表示範囲が狭い」「無影灯下ではデータが不鮮明になる」「実物体内部にデータを表示させた場合，表示位置は正確であるのに実物体より手前に存在するような錯覚が生じる[6)7)]」など，様々な問題が存在する．そのため臨床で積極的に活用できる段階には至っていない．

現時点における「医師個人が施設環境に左右されずに」患者由来 3D データを活用するために必要なものを以下に述べる．最低条件として，ある程度重い 3D データを扱ってもフリーズしないスペックの PC（作業途中で 3D データの軽量化は行うが，低スペック PC であればその軽量化作業自体が困難であることが多い）が必要である．シミュレーションに必要なソフトウェアとしては，我々は 3D Slicer，Blender を用いており，いずれもフリーソフトである．シミュレーション結果の参照手段として，①ノート PC を手術場に持ち込んで参照する，②紙にプリントして参照する，③3D プリンターで出力，④AR/VR デバイスで参照，という選択肢がある．①②であればコストは最低限で済むが，③により大きく活用の幅が広がる．多くの報告があるように，実売 2～3 万円程度の家庭向け 3D プリンターでも実用に耐え得る[8)]．④は前述のように，研究的価値を考慮せず有用性のみを期待する場合はまだ個人の選択肢として勧

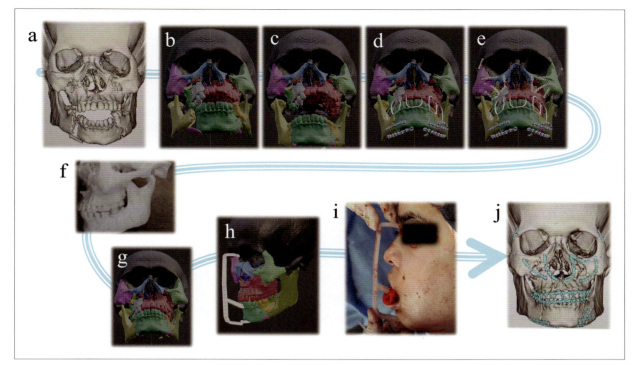

図 6. 症例5：顔面多発骨折症例でのシミュレーションの流れ
 a：中顔面の短縮・上下顎の歯列の破壊を認めた.
 b～e：下顎, 上顎の順に整復, 咬合を合わせた上で上下顎の位置を仮決定, 頬骨整復, の順にシミュレーション
 f：出力したモデルで, 咬頭嵌合は得られたものの関節突起が中心位から外れることが判明
 g：fを参考に骨片の位置関係を修正
 h：Nasion・Id・Menton に当てるテンプレートを作成
 i：hを出力, 中顔面の整復位の参照にした.
 j：おおむね良好な整復が得られた.

められない.

2．学習の進め方

　3Dデータ加工用ソフトウェアの選択については，フリーソフト（＝自宅でも，転勤しても使用できる）で，ユーザー数が多くネットや書籍での情報が多いものを選択することを推奨する.

　忙しい臨床の合間にソフトの学習する場合，「直近で必要な作業工程だけ人に教えてもらう」もしくは「目的に特化したチュートリアルで自己学習する」ことがスタートになる. しかし3Dデータを最大限に活用するためには，ソフトの基本的な機能を網羅したチュートリアルをすることが望ましい. ① 作業効率が大きく上がる機能の存在に気付けること，② シミュレーションの幅が広がり新しいアイデアが生まれることが理由である.

　Blenderであれば，① の例としてポリゴンの選択手段（投げ縄選択，島状選択，ループ選択），選択的非表示，ポリゴン数削減や複雑な変形のための機能が挙げられる. ② の例として「ポリゴン面に画像データを投影する仕組み（テクスチャプロジェクション）」を学習したことで，症例3における外鼻形状の等高線状表示の発想に至ったことが挙げられる.

3．3Dデータを用いたシミュレーションによる学習・教育効果

　経験の浅い医師がシミュレーションを試みる場合，シミュレーション結果の実用性よりも学習効果が期待される. データ作成過程では患者データ

を様々な角度から長時間見ることになるため，漠然と検査画像を眺めるよりも学習効果があると考える．また，実際の手術で失敗が許されない時代だからこそ，作業工程を遡ってやり直せるというPC シミュレーションの利点が活かされる．

加えて，そのシミュレーション結果を他人にプレゼンテーションする際に，手書きの図示では得られない大きな利点がある．それは患者由来 3D データという「客観的なデータ」を素材に用いることで，「曖昧さがなく問題点を浮き彫りにしやすい」ことである．手書きであればどうしても省略せざるを得ない部分が存在するため，指導者側には「正しく理解して省略しているのか」「よくわからないから曖昧にしたのか」「単に絵が拙いのか」などの判断が求められるが，3D データでのプレゼンであればシミュレーション結果が「手術で目指すゴールとして妥当か」に絞られた有意義なディスカッションが可能である．

おわりに

今回供覧した各症例で行ったシミュレーション過程をより詳細に記述すれば自己学習の参考にもなると思われたが，誌幅の都合上簡潔な説明に留めた．3D データを狙い通りに加工するためのヒントは医療系の文献よりも 3DCG 関連のサイト・書籍に多く見つかるため，それらを積極的に参照していただきたい．

参考文献

1) Mitsuno, D., et al.：Intraoperative evaluation of body surface improvement by an augmented reality system that a clinician can modify. Plast Reconstr Surg Glob Open. 5(8)：e1432, 2017.
   Summary　これまで深部組織の表示が主であった AR 技術を，体表組織を表示して輪郭改善評価に用いた報告．

2) Nuri, T., et al.：Augmented reality technology for the positioning of the auricle in the treatment of microtia. Plast Reconstr Surg Glob Open. 8(2)：e2626, 2020.
   Summary　小耳症治療に際し HoloLens で健側耳介ミラー像を投影し位置決めの補助とした報告．

3) Nuri, T., et al.：Application of augmented reality (AR) technology to locate the cutaneous perforator of anterolateral thigh perforator flap：a case report. Microsurgery. 42(1)：76-79, 2022.

4) Mitsuno, D., et al.：Effective application of the mixed reality device HoloLens：simple manual alignment of the surgical field with holograms. Plast Reconstr Surg. 143(2)：647-651, 2019.

5) Mitsuno, D., et al.：Clinical applications of meshed multilayered anatomical models by low-cost three-dimensional printer. Plast Reconstr Surg. 148(6)：1047e-1051e, 2021.
   Summary　家庭用 3D プリンターで「表層がメッシュ構造の解剖モデル」を作成する方法を詳細に説明した報告．

6) El Jamiy, F., Marsh, R.：Survey on depth perception in head mounted displays：distance estimation in virtual reality, augmented reality, and mixed reality. IET Image Processing. 13(5)：707-712, 2019.
   Summary　仮想現実/拡張現実空間における奥行き感覚の錯覚の問題を調査した論文，改善する試みを報告した論文のレビュー．

7) Katayama, M., et al.：Clinical application to improve the "Depth Perception Problem" by combining augmented reality and a 3D printing model. Plast Reconstr Surg Glob Open. 11(6)：2023.

8) Rendón-Medina, M. A., et al.：Dimensional error in rapid prototyping with open source software and low-cost 3D-printer. Plast Reconstr Surg Glob Open. 6：1, 2018.
   Summary　家庭用 3D プリンターで下顎骨を出力し精度を調べた結果，絶対誤差 0.65 mm，相対誤差 1.96%と許容可能な誤差であった．

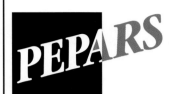

◆特集／みんなに役立つ形成外科手術シミュレーション！
AI 技術を用いた手術シミュレーション

西本 聡*

Key Words：人工知能（artificial intelligence），ディープラーニング（deep learning），画像認識（image cognition），CT（computer tomography），頭蓋顔面骨（cranio-facial bone），データ収集（data acquisition）

Abstract 　人工知能（AI）という言葉は 1955 年に「学習や知能活動を機械に simulate させる」ことと定義された．まさしくシミュレーションであるが，関心の高い時期と低い時期を経てきた．ディープラーニングの出現により第 3 次ブームが訪れ，最近は生成系 AI の普及とともにもう 1 段の盛り上がりを見せている．形成外科分野においても手術前後の評価や手術計画などの応用が始まっており，精度の向上と普及が期待される．AI システムの質を左右するのはデータの量と質であるが，臨床医は医療データに最も近いところにおり，積極的に AI システムを作っていくことに参画することもできる．AI は普及とともに AI であることさえ忘れ去られるものだが，臨床医個々人が楽な状況に慣れすぎず，判断していかなければならない．

人工知能とシミュレーション

人工知能（Artificial Intelligence；AI）という言葉は 1955 年に McCarthy らによって作られた言葉で「学習や知能活動を機械に simulate させる」ことと定義されている．まさしくシミュレーションであり，コンピューターの応用などはこの定義に当てはめるとすべて AI 技術であるのだが，日常的に使われるようになるとそれは単なる自動化や高速化であり，「知能ではない」と評価が低くなっていく．これは「AI 効果」と呼ばれている．何を AI と呼ぶかは時代により，人により，とてもあいまいとならざるを得ない．

ディープラーニングの発展

1．ディープラーニングの登場

AI 研究は何度かの注目された時期と，軽視された時期を繰り返してきた．2024 年現在は第 3 次ブームの山を越えたところで自然言語処理（Chat-GPT など）や画像作成などの生成系 AI（Generative AI）が注目され，もう 1 段盛り上がり始めた第 3.5 次，いや第 4 次ブームといったところだろうか．第 3 次ブームの立役者は何といっても 2006 年に開発されたディープラーニングである．これは機械学習の手法のひとつであるが，2012 年の画像認識コンテスト「ILSVRC（ImageNet Large Scale Visual Recognition Challenge）」ではディープラーニングを用いた画像認識システム[1]が歴代の優勝記録を大幅に更新する認識精度で優勝した．2015 年にはヒトの誤認率 5% を下回るシステム[2]が登場し，「コンピューターが眼を持った」と言われた．

---

* So NISHIMOTO，〒663-8501　西宮市武庫川町 1-1　兵庫医科大学形成外科，教授

2．コンピューターによる画像認識

　コンピューターにとって画像は数値の配列である．画像認識の際にはそれぞれの画像の角や直線，曲線などの特徴を抽出していく．数値の値が大きく変わるところは写っているものの辺縁だったりする．顔写真から年齢を推定するような画像を数値化する回帰分析がよく行われる．例えば顔写真から年齢だけでなく顔の色や肌質，魅力度など，何でも設定した数字を同時に出力させることができる．従来はこの特徴量抽出方法を分類される対象画像によって変えるなど人為的に指定していた[3]（例えば「悪性黒色腫は辺縁の形が不整である」など）．ディープラーニングにおいてはほぼ画一的手法を用いてコンピューターが模索（学習，最適化）していくため，人為的に指定する必要がない．出力される数字を確率で使えば画像を分類できる．例えば犬と猫を分類する場合，たくさんの犬あるいは猫それぞれの共通の特徴と違いから犬の確率と猫の確率から分類していく．その時に「この画像は犬だ」とか「これは猫だ」とかをコンピューターに教えてやる必要がある．これを「教師あり学習」と言う．例えばダックスフンドやブルドッグなど，かなり外見の違うものも「犬ですよ」と教えてやらないとコンピューターは正しく分類できない．そのため，たくさんの画像と正解の組み合わせである「教師データ」を示してやる必要がある．人工知能には大量のデータが必要と言われるのはこのためである．ディープラーニングは数値で表される2つの事象間の関数法則を最適化という方法で探る．内実は足し算と掛け算と活性化関数という単純な仕組みの組み合わせなのだが，システムが大きくなるとヒトの理解能力を超えてしまう．そのため，「ブラックボックス最適化」と呼ばれることもあり，当初は"根拠がわからない"，"精度が低い"，"責任の所在が明らかでない"などと懐疑的な見方をする人も多かった．しかし，社会実装はどんどん進み，ヒトがやりたがらないことやできないこと，あるいはコストがかかることをAIが取って代わってき始めている．

3．生成 AI

　最近注目度の上がった生成系AIは「様々なコンテンツ（画像，文章，音楽など）を作ることのできるAI」ということができる．その技術の1つに「敵対的生成ネットワーク（Generative Adversarial Networks；GAN[4]）」が挙げられる．これは基本的には2つのディープラーニングシステムの組み合わせでできている．例えば画像を生成する場合，Generatorと呼ばれる部分は本物に似せた画像を作り出そうとする．Discriminatorと呼ばれる部分はGeneratorが作った画像を本物と合致するかどうかを判断する．GeneratorとDiscriminatorの両方の精度が上がるように訓練していくことで生成画像を本物に近づけていくことができる．

形成外科分野と AI

1．皮膚腫瘍の画像診断

　形成外科手術に関するAI応用としては状態の把握や診断が1つの大きな分野である．従来から皮膚腫瘍の自動画像診断については特に悪性黒色腫で研究が行われ，ABCD（Asymmetry, Border, Color, Diameter）など[5]，経験的法則を当てはめる方法などがとられてきたが，対象病変が限られていた．2016年にはディープラーニングを用いて臨床写真の悪性黒色腫を判別する方法が発表され[6]，翌年には140万枚の画像をディープラーニングで学習させたシステムが皮膚科医と遜色ないレベルと発表された[7]．我々も似たようなアプローチを試みたが，自施設のみではデータ数が限られるため，データベースをインターネット上に求めた[8]．画像についていた診断名は明らかに間違っているものや，画質の悪いものも多く，利用できたデータ数には限りがあった．

2．セファログラム自動解析

　頭部X線規格撮影[9]（セファログラム）は頭蓋顎顔面の形態を評価する上で価値の高い手法であり，手術計画や術後評価に用いられ今なお重要な指標となっている．解析のためには規格撮影されたX線写真をトレースし，特徴点をプロットする

ことが行われる．この作業はデジタル化されているものもあるが，モニターやトレースペーパー上で1点ずつヒトが行っているのが現状である．特徴点座標が決まれば，点間距離や線分間角度は自動的に計算できる．セファログラムの自動解析においては研究者が独自に収集したデータに対しての研究が行われてきた[10]．我々は自施設のみでは十分量のデータを収集することができなかったのでインターネット上で公開されているセファログラムを収集し，それぞれの画像において10点の特徴点をプロットしていき219組のデータセットを得た．153組を訓練データセットとしてディープラーニングさせ，66組にて検証した[11]．

しかし，研究者たちがそれぞれ別々のデータで得た結果間を較べてもどちらが優れているなどの評価はできない．そこで，共通のデータセットに対しての評価をしようと，世界的コンペティションInternational Symposium on Biomedical Imaging（ISBI2014[12]，2015[13]）が行われ，400枚のセファログラムと19点の特徴点座標が公開され，数々の方法が提案された．2位のIbragimovらの方法ではランダムフォレストと呼ばれる機械学習の手法にゲーム理論を組み合わせ，Test1と呼ばれたデータセットにおいて誤差2 mm以内が71.72％，4 mm以内が88.04％で予測された．最も正確だったのはLinderらのランダムフォレストに回帰投票を組み合わせたもので，誤差2 mm以内が73.68％，4 mm以内が91.47％で予測されていた[13]．後にディープラーニングを使った方法が発表されるようになり，2017年Arikら[14]は同じデータセットで誤差2 mm以内が75.37％，4 mm以内が88.25％であったと発表した．我々は多段階のディープラーニング[15]に回帰投票を組み合わせたところ誤差2 mm以内が82.11％，4 mm以内が97.16％と比較的よい成績がでた[16]．

昨年ISBI2023にて新たに1,000枚のセファログラム画像がそれぞれ29点の特徴座標を添えて公表され，コンペティションが行われた[17]．本稿執筆時には詳しい結果は一般発表されていないが，

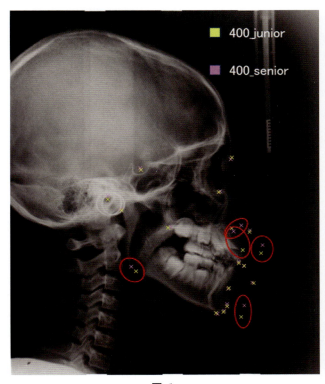

図 1．
ISBI2015で公表された2人の評価者によるランドマーク座標をセファログラム上に色分けしてプロットした．評価者により大きなズレがあることがわかる．

高精度な結果が期待される．

ディープラーニングをはじめとする機械学習の精度は学習データと検証データの作成手順が一貫しているかということを表しており，本当に"正しい"かどうかを表しているわけではない．セファログラムにおいては特徴点をプロットする人によってズレが生じることが確かめられており[18]，また同じ人が別の日にプロットするとズレが生じることも確かめられている[19]．ISBI2014，2015で公開された特徴点座標にしてもそれぞれの画像につき別の評価者による2組の特徴点座標が提供されているが平均2 mm強の誤差が存在する（図1）．その平均値を用いることで学習，検証が行われるのだが，その値が"正しい"かどうかは誰にも決められない．また，ISBI2014，2015で公開された画像は撮影装置が同じで，作像条件が揃えられている．このデータセットでうまくいった

ことが他の作像条件でも成り立つかどうかは保証されない．ISBI2023 では 7 種の撮影装置が使われている．機械による推定がどのくらいの精度があれば「正確」，あるいは「実用的」と言えるのかの判断は難しいが，臨床医間での誤差程度であれば「実用的」としてよいのではないかという意見[19]はある．

3．3 次元での CT 解析

CT 撮影が行われ，3 次元 CT でも評価されることが日常的になってきたが，3 次元画像上での特徴点を自動解析する研究はまだ多くはない．2 次元セファログラムでは前述のように共通データセットが存在するが，3 次元においてはまだそのような共通データセットは公開されておらず，各自の収集したデータでの研究が行われている．我々は頭頚部腫瘍患者の画像アーカイブである NBIA の頭頚部 CT 画像[20]をダウンロードして用いた[21]．5 mm 間隔で撮影された 2 次元画像が DICOM（Digital Imaging and Communications in Medicine）フォーマットにて患者ごとのフォルダに収められている．その中から 120 例を取り出し，骨部を 3 次元画像に再構成した．コンピューターグラフィックソフトウエアの中で 16 点の特徴点をプロットしていき，その座標を集めた．この時，座標軸や原点の設定には工夫を要した．先述の 2 次元セファログラムで採った手法と同様に多段階的のディープラーニングにより絞り込むよう 90 例を学習させた．残り 30 例にて検証を行ったが，平均誤差は 2.88 mm となった．同じ検証画像で 2 人の形成外科医がプロットした特徴点間の平均誤差が 3.08 mm であり，統計学的有意差がなかったため，このシステムは臨床医レベルに達していると言ってよいだろう．しかし，2 次元セファログラムに関する問題として提起されたようにデータが違えば，システム間の比較はできない．比較的に大量の 3 次元画像（もしくは患者ごとの 2 次元画像シリーズ）に特徴点座標をセットにしたものが公開され，研究者たちがシステム開発を競うような状況が必要である．

4．CT からのノイズ除去

頭蓋顔面 CT から骨格の 3 次元骨モデルを作成する場合，単純に CT 値を閾値で 2 分して再構成するとベッドなどのメタルアーチファクトや散乱線，ベッドなどがノイズとして残る．ベッドは従来技法で画像から消すことができるが，メタルアーチファクトは現状では手作業で 1 枚ずつノイズを取り除いている．これを自動でできるように試みた[22]．データは先述と同様 NBIA の頭頚部 CT 画像 120 例分を用い，骨領域を CT 値に閾値を設定して抽出し，残ったノイズを手作業で除去し，0 or 1 に 2 値化したターゲット画像を作成した．元の DICOM 画像とターゲット画像を対にした 5,671 組を用い，U-net と呼ばれるニューラルネットワークを用いてディープラーニングさせた．2,000 組の検証データセットでは 512×512 ピクセル中平均 14.43 ピクセルの誤差で，最悪のものでも 490 ピクセルであった．軟部組織の画像も温存したままメタルアーチファクトを低減させる試みは行われていた[23]が，ノイズはまだ残っていた．我々の方法は骨条件に特化したことでよい成績が得られていると考えている（図 2）．

5．顔面骨の分割表示

同じように U-net を使った方法で Morita ら[24]は顔面骨の CT を鼻骨，上顎骨，下顎骨，左右の頬骨，前頭骨，上顎の歯，下顎の歯に 2 次元画像上で自動分割して色分けするシステムを開発し，3 次元的に可視化した．手術計画における外科医の省力化に寄与しそうである．

臨床医の役割とデータ収集の重要性

これまで形成外科に近い分野の画像解析における最近の AI 技術進歩について例を挙げてきたが，AI はデータサイエンスであり，AI システムの質を左右するのはデータの量と質である．臨床医は医療データに最も近いところにいる．AI の発達を他人事と傍観し，できあがったものに乗せられていくのではなく，積極的に AI システムを作っていくことに参画することもできる．しかし，個

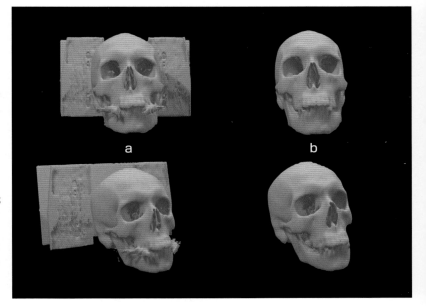

図 2.
a：閾値で骨領域を抽出し再構築した3次元像．歯の付近にメタルアーチファクトがあり，CTベッドも残っている．
b：CT画像をディープラーニングシステムによりノイズを取り除いてから再構築した3次元像

人や単施設では収集できるデータの量に限りがあり，質にも偏りができてしまう．「個人情報保護法」などの制約はあるが，多施設でデータを収集するシステム作りをしていく必要があるのではないだろうか．

まとめ

形成外科手術の特に手術計画においてしばらくは，AI による自動化は精度を増していくことが期待される．しかし，1969 年に Ricketts が指摘した[25]ように「コンピューターが洗練され，完全なものであるとしても，臨床医個々人が判断し，常識を働かせなければならない」．AI は普及とともに AI であることさえ忘れ去られるものだが，これを利用する臨床医が楽な状況に慣れすぎて習練すべき知識や技術をおろそかにするようでは本末転倒と言えよう．

参考文献

1) Krizhevsky, A., et al.：ImageNet classification with deep convolutional neural networks. Commun ACM. **60**(6)：84-90, 2017.
   Summary　2012 年に ILSVRC でディープラーニングに桁違いの実力があることを世に示した．
2) He, K., et al.：Deep residual learning for image recognition. Proc IEEE Comput Soc Conf Comput Vis Pattern Recognit. 770-778, 2016.
   Summary　2015 年に ILSVRC で正解率がヒトを上回った．
3) Cavalcanti, P. G., et al.：A two-stage approach for discriminating melanocytic skin lesions using standard cameras. Expert Syst Appl. **40**：4054-4064, 2013.
4) Goodfellow, I. J., et al.：Generative adversarial networks. Sci Robot. **3**：2672-2680, 2014.
5) Nachbar, F., et al.：The ABCD rule of dermatoscopy. High prospective value in the diagnosis of doubtful melanocytic skin lesions. J Am Acad Dermatol. **30**：551-559, 1994.
6) Nasr-Esfahani, E., et al.：Melanoma detection by analysis of clinical images using convolutional neural network. In：2016 38th Annual International Conference of the IEEE Engineering in Medicine and Biology Society(EMBC). IEEE, pp1373-1376, 2016.
7) Esteva, A., et al.：Dermatologist-level classification of skin cancer with deep neural networks. Nature. **542**：115-118, 2017.
8) Nishimoto, S., et al.：Usage of skin tumor images on the internet for personal computer based automated cognition. J Dermatology Res Ther Cit. **3**：51, 2017.
9) Broadbent, B. H.：A new X-ray technique and its application to orthodontia. Angle Orthod. **1**：45-66, 1931.
10) Lévy-Mandel, A. D., et al.：Knowledge-based

landmarking of cephalograms. Comput Biomed Res. **19**：282–309, 1986.
11) Nishimoto, S., et al.：Personal computer-based cephalometric landmark detection with deep learning, using cephalograms on the internet. J Craniofac Surg. **30**, 2019.
12) Wang, C. W., et al.：Evaluation and comparison of anatomical landmark detection methods for cephalometric X-Ray images：A grand challenge. IEEE Trans Med Imaging. **34**：1890–1900, 2015.
13) Wang, C. W., et al.：A benchmark for comparison of dental radiography analysis algorithms. Med Image Anal. **31**：63–76, 2016.
    Summary　2次元セファログラム自動解析のコンペティション（ISBI2015）の結果を総括している.
14) Arik, S. Ö., et al.：Fully automated quantitative cephalometry using convolutional neural networks. J Med Imaging. **4**：014501, 2017.
15) Nishimoto, S.：Cephalometric landmark location with multi-phase deep learning. In：JSAI2020. The Japanese Society for Artificial Intelligence, pp2Q6GS1001–2Q6GS1001, 2020.
16) Nishimoto, S.：Locating cephalometric landmarks with multi-phase deep learning. J Dent Heal Oral Res. 1–13, 2023.
17) Khalid, M. A., et al.：CEPHA29：Automatic Cephalometric Landmark Detection Challenge 2023, 2022.

18) Gonçalves, F. A., et al.：Comparison of cephalometric measurements from three radiological clinics. Braz Oral Res. **20**：162–166, 2006.
19) Moon, J. H., et al.：How much deep learning is enough for automatic identification to be reliable? A cephalometric example. Angle Orthod. **90**：823–830, 2020.
20) Blake, G.：Head-Neck-Radiomics-HN1—The Cancer Imaging Archive(TCIA)Public Access—Cancer Imaging Archive Wiki, 2020.
21) Nishimoto, S., et al.：Three-dimensional craniofacial landmark detection in series of CT slices using multi-phased regression networks. Diagnostics(Basel, Switzerland)13, 2023.
22) Nishimoto, S., et al.：Machine learning-based noise reduction for craniofacial bone segmentation in CT Imagesitle. J Dent Heal Oral Res. **4**：1–7, 2023.
23) Park, H. S., et al.：Machine-learning-based nonlinear decomposition of CT images for metal artifact reduction. arXiv：2017.
24) Morita, D., et al.：Deep-learning-based automatic facial bone segmentation using a two-dimensional U-Net. Int J Oral Maxillofac Surg. **52**：787–792, 2023.
25) Ricketts, R. M.：The evolution of diagnosis to computerized cephalometrics. Am J Orthod. **55**：795–803, 1969.

PEPARS

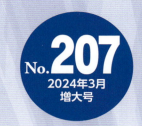

No.**207**
2024年3月
増大号

皮弁挙上に役立つ解剖

編集
日本医科大学 准教授 梅澤 裕己

2024年3月発行　B5判　160頁
定価5,720円（本体価格5,200円＋税）

皮弁による再建を計画、デザインする際に押さえておきたい解剖を部位別に詳述！ さらに、解剖的知識にとどまらず、皮弁外科のトップランナーの執筆陣が挙上のコツとpitfallを伝授します！

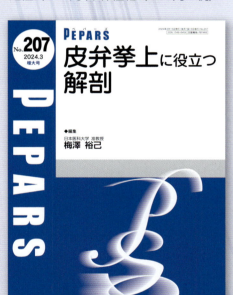

目　次

頭部の皮弁挙上のコツ	中川	雅裕 ほか
眼瞼再建に用いる皮弁挙上	小島	空翔 ほか
鼻・口唇の皮弁挙上	遠藤	淑恵 ほか
上腕の皮弁挙上	工藤	俊哉
前腕の皮弁挙上	大﨑	健夫 ほか
手部の皮弁挙上	小野	真平
前胸部の皮弁挙上	久冨健太郎 ほか	
背部の皮弁挙上 ―肩甲皮弁，肩甲骨弁，広背筋皮弁―	小野寺	文 ほか
腹部の皮弁挙上	冨田	祥一 ほか
鼠径部の皮弁挙上 ―鼠径皮弁からSCIP皮弁へ―	山本	匠 ほか
殿部の皮弁挙上	立花	岳 ほか
大腿部前面の皮弁挙上	近藤	曉
大腿部後面の皮弁挙上	近藤	曉
下腿の皮弁挙上	石田	勝大 ほか
足部の皮弁挙上	永松	将吾 ほか

さらに詳しい情報と
各論文のキーポイントはこちら！

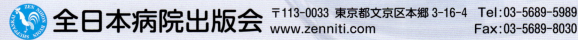

全日本病院出版会　〒113-0033　東京都文京区本郷 3-16-4　Tel：03-5689-5989
www.zenniti.com　　　　　　　　　　　　　Fax：03-5689-8030

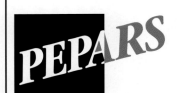

◆特集/みんなに役立つ形成外科手術シミュレーション!
先天異常疾患に対する手術シミュレーション

彦坂 信*

Key Words：シミュレーション(simulation)，手術(surgery)，小児(pediatric)，先天異常(congenital anomaly)，頭蓋縫合早期癒合症(craniosynostosis)

Abstract 手術シミュレーションには，誰でも安全によりよい手術結果が得られるようにする意義がある．当科では頭蓋縫合早期癒合症を中心に，新たな術式を施行する前の手術計画などに，手術シミュレーションを施行してきた．実際の手術においては，術前のシミュレーションに加え，術中に計画通りに手術を行うためのナビゲーション，そして術後の実際の結果と照合する振り返りのプロセスが必要となる．シミュレーションには，画像解析ソフトや3次元実体モデルのほか，トレース絵を用いた paper surgery などが含まれる．それぞれにコストや再現性などで一長一短があり，術者の習熟度に応じて選択することが望ましい．また実際の手術では，切開・アプローチの限界や，手技自体の難易度，軟部組織の挙動など，シミュレーションでは十分に予見できない事柄があり，これらの限界を踏まえて計画を立てる必要がある．これらの課題は，臨床現場での知見の蓄積と，テクノロジーの進歩により，近い将来に克服されることが期待される．

はじめに

手術におけるシミュレーションは，手術の質と安全性を高め，難易度を下げることで，誰でも安全によりよい手術結果が得られるようにする意義がある．本稿では先天異常疾患に対する手術シミュレーションについて，筆者の実用例を紹介し，手術シミュレーションの課題や今後の方向性について考察する．

手術計画における実用例

1．片側冠状縫合早期癒合症

頭蓋縫合早期癒合症は，頭蓋縫合の早期癒合部位で頭蓋の成長が妨げられることで，頭蓋内の狭窄や頭蓋骨の変形を生じる先天疾患である．頻度は2,500人に1人とされており[1]，癒合する縫合により特徴的な頭蓋変形を生じる．頭蓋内腔の拡大と頭蓋形態の改善を目的に手術が行われる．手術方法には，頭蓋骨を切り出して形成しプレート・スクリューで固定する一期的頭蓋形成術のほか，骨延長器を装着して術後に徐々に拡大させる延長法，3～6か月齢以下に内視鏡下に早期癒合した縫合を切除することで，この時期の急速な脳の拡大を利用して頭蓋を拡大させる内視鏡補助下縫合切除術などがある[2]．

片側冠状縫合早期癒合症では，癒合した片側の冠状縫合における前後的な拡大が阻害されるために，患側の前頭前額部の平坦化のほか，同側の眼

---

* Makoto HIKOSAKA，〒157-8535 東京都世田谷区大蔵 2-10-1 国立成育医療研究センター形成外科，診療部長

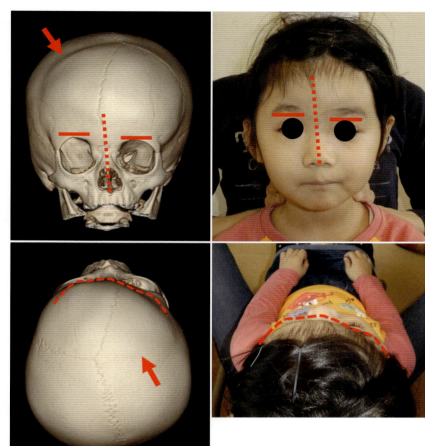

図 1.
片側冠状縫合早期癒合症に見られる頭蓋顔面の変形
  a：CT 画像（正面像）
  b：外貌写真（正面）
  c：CT 画像（頭頂から）
  d：外貌写真（頭頂から）
赤矢印（CT 画像）：右冠状縫合は早期癒合している．
赤実線（CT 画像および外貌写真）：患側の眼窩上縁は頭側に偏位する．
赤点線（CT 画像および外貌写真）：鼻根部は患側に偏位し斜鼻変形を生じる．
右前頭前額部の平坦化を認める．

窩上縁の頭側偏位，鼻根部の患側への偏位による斜鼻変形などを生じる．頭蓋形態は前斜頭蓋となる（図 1）．

手術では，左右対称性を得ることが目的となるため，手術中に左右対称な形態に形成する一期的頭蓋形成術が広く行われている．しかし患側における成長のポテンシャルが低いために，術後に変形が再発することがしばしば経験される．そのため手術時には十分な過矯正（overcorrection）が重要とされている[3]．

筆者らは過去に，術中に過矯正を行っても，閉創の段階で皮膚の伸展性が不十分なために，閉創困難で過矯正の程度を弱めなければならないことや，閉創後に過矯正部の骨固定が外れて後戻りをきたすことを経験した．

そこで十分な過矯正をしつつ，皮膚の伸展性の制限を克服する手法として，延長法を採用した．

延長法の利点の 1 つは，術後の緩徐な延長により，骨移動とともに皮膚の伸展が得られることである．特に，皮膚の伸展性の制限を超えて骨移動が可能なため，他の術式に比べて頭蓋の拡大量が大きいことが報告されている[4]．一方，欠点として，延長する骨片自体の形態は変わらないため，形態の調節性においては一期的頭蓋形成術の方が優れている．

以上の欠点を踏まえ，当科では，片側冠状縫合早期癒合症の中でも，眼窩上縁～前頭前額部の変形が比較的単純で，眼窩上縁～前頭前額部を一体にして，同じ移動方向と距離で改善が得られるような症例に対して延長法を適応する方針とした．変形が「ねじれるように」3 次元的に複雑で，改善のためにそれぞれの部位で異なる移動方向と距離を要するような症例は，一期的頭蓋形成術を適応することとした．

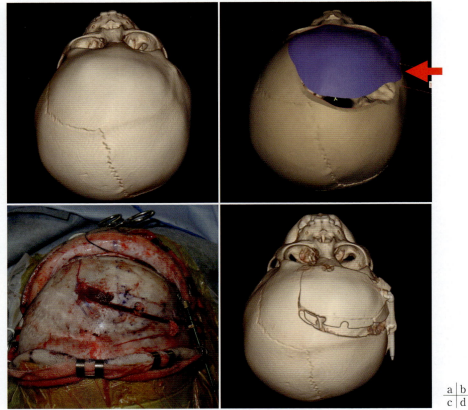

図 2. 右側冠状縫合早期癒合症（1 例目）
a：術前 CT 画像．右冠状縫合の早期癒合に伴い，右前頭前額部の後退を認める．
b：術前シミュレーション画像．患側 2/3 の前頭骨片（紫色）を作成し，18 mm の延長で前頭前額部に左右対称性が得られることがわかった．骨片の外縁が外側に突出することがわかった．
c：術中写真．計画通りに骨片を作成し，外側縁に延長器を装着した．
d：延長終了時 CT 画像．15 mm まで延長した．

1 例目：1 歳，女児

片側冠状縫合早期癒合症に対する延長法は，既に他施設からの報告があった[5]．この報告にあったデザインを参考に，当科での症例の CT データからコンピュータ・ソフトウェア上で術前シミュレーションを施行した（図2）．ソフトウェアは mimics version 16（Materialise, Leuven, Belgium）を使用し，CT の DICOM データから骨条件でデータを抽出して voxel data（立体データ）を作製後，simulation モジュールを用いて骨切り・移動を再現した．本例では眼窩上縁の変形は軽度と判断し，前頭骨片のみの形成を行う方針とした．延長時の「蝶番」部分は，延長後の前頭前額部が左右対称となるように健側眼窩の中ほどとし，患側 2/3 幅の前頭骨片を骨切りした．「蝶番」部分を回転中心にして骨片を回転移動させ，18 mm の延長で前頭前額部の左右対称性が得られることがわかった．また，過去の報告の通りの単純な骨切りと延長では，前頭前額骨片の回転移動とともに，骨片の外縁が外側に突出することがわかった．そこで延長骨片は外側には小さめにデザインし，延長により外側に突出する外側の部分では MoD 法[6]に準じて遊離骨片（floating bone）を作成し，延長とともに平滑な輪郭が得られるようにする方針とした．

以上のシミュレーションに基づき手術を施行し，

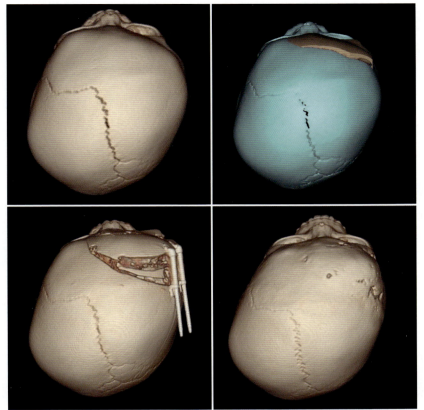

図 3. 右冠状縫合早期癒合症（2 例目）
a：術前 CT 画像．右冠状縫合の早期癒合に伴い，右前頭前額部の後退を認める．
b：術前シミュレーション画像．患側 2/3 の前頭骨片（金色）を作成し，8 mm の延長で前頭前額部に左右対称性が得られることがわかった．延長後に骨片の外側突出を生じるため，同部は遊離骨片にする方針とした．
c：延長終了時の CT 画像．計画通りに骨切り・延長が可能であった．
d：術後 1 年半の CT 画像

概ね計画通りに骨切り・延長器装着が可能であった．延長は前頭前額部の左右対称性を外貌から判断し，15 mm までとした．課題としては，延長中に延長器装着部の骨片に骨折を生じたため，過矯正まで延長ができなかった．また延長骨片に含めなかった眼窩上縁では，陥凹変形が目立っていた．

2 例目：1 歳男児

そこで 2 例目においては，延長器を 2 本装着し 1 本ごとの負荷を軽減することで延長中の骨折の予防を図った．また変形が残りやすい眼窩上縁を含めた前頭眼窩骨片を作成する方針とした（図 3）．術前シミュレーションにおいて，患側 2/3 の前頭眼窩骨片を作成し健側の骨切り線を蝶番にして回転移動させ，8 mm の延長で左右対称性が得られることがわかった．1 例目と同様に，延長後に延長骨片の外縁は外側への突出を認めるため，延長骨片の外側は小さめにして，より外側では遊離骨片を作成する方針とした．

概ね計画通りに骨切り・延長器装着が可能であった．延長は，外貌から左右対称性を確認し，少し過矯正となるまで延長した．術後 1 年半の CT 画像では，過矯正とした前頭前額部は左右対称性を得られていた．課題としては，延長骨片の頭側縁で突出が目立っていた．

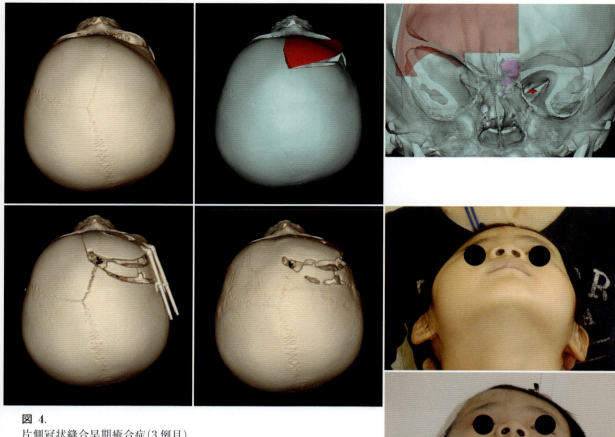

図 4.
片側冠状縫合早期癒合症(3例目)
　a：術前CT画像．右冠状縫合の早期癒合に伴い，右前頭前額部の後退を認める．
　b：術前シミュレーション画像(頭頂から)．延長骨片(赤色)は，延長後の突出変形を軽減させるため，外側・頭側ともに小さめにデザインした．
　c：術前シミュレーション画像(正面像)．前頭洞(紫色)が発達しているため，同部を避けて骨切り(赤色)する方針とした．
　d：延長終了時CT画像．計画通りに骨切り・延長が可能であった．
　e：術後半年のCT画像．前頭前額部の左右対称性が得られている．
　f：術前の外貌写真(仰角位)．右前頭前額部の後退を認める．
　g：術後半年の外貌写真(仰角位)．前頭前額部の左右対称性が得られている．右前額部の頭側では少し突出を認める．

a	b	c
d	e	f
		g

3例目：4歳，女児

　3例目の術前シミュレーションにおいては，前頭眼窩骨片は頭側にも外側にも小さめにデザインし，延長後の頭側と外側の突出変形を軽減するようにした(図4)．患側2/3の前頭眼窩骨片を作成し，健側の骨切り線を蝶番にして回転移動させ，12 mmの延長で前頭前額部の左右対称性が得られることがわかった．

　また副鼻腔を評価するために，空気のCT値でvoxel dataを作成し骨のvoxel dataと重ね合わせると，前頭洞が発達していることがわかった．本例では鼻根部の偏位による斜鼻変形は軽度であったため，同部を避けて延長骨片を作成することで，前頭洞の開放を回避する方針とした．

　2例目同様，延長器は2本装着して延長中の骨折を予防した．新たな工夫として，遊離骨片は外

表 1. 手術シミュレーションの流れ

プロセス	タイミング	目 的	効 果	方 法
simulation	術前	計画 plan	• 質と安全性の向上 • 難易度を下げる	• 画像 • 実体モデル
navigation	術中	実行 do	• 再現性を高める	• ナビゲーション • カッティングガイド・ドリリングガイド • 拡張現実
evaluation	術後	復習 check & act	• 次の手術結果の向上	• 画像 • 実体モデル

表 2. シミュレーションの方法

方 法	反復性 （やり直せる）	現実感 （触れる）	コスト	手 間
画像データの編集	○	×	△ ソフトウェアの導入コストが必要	×
実体モデルの加工	×	○	△ 自前プリンターなら導入コスト， 外部発注なら都度コストが必要	△
Paper surgery など	○	△ （立体性に欠けることが多い）	○	○

側だけではなく頭側にかけて作成し，延長後の輪郭が平滑になるようにした．

概ね計画通りに骨切り・延長器装着が可能であった．延長は，外貌から左右対称性を確認し，少し過矯正となるまで頭側の延長器は 15 mm，足側は 13 mm 延長した．術後半年の画像では，前頭前額部の左右対称性が得られている．

考 察

1．手術シミュレーションの流れ

手術シミュレーションの活用例として，新しい術式を実施する前の計画の例を示した．手術シミュレーションは特に術前の計画に有用であるが，計画通りに手術を遂行するためには，術中に再現性を高めるための工夫が必要となる．ナビゲーションシステムによる術中の位置確認や，カッティングガイド・ドリリングガイドによる骨切り・プレーティング位置の決定などの方法がある．現在，整形外科領域の人工関節置換術，歯科領域のインプラント埋入術，形成外科領域の下顎骨再建ではシミュレーション・ナビゲーションシステムが市販されており，その一部は保険償還されている．術後には，術前計画との照合により，

改善点の確認が可能である．この一連の流れは，PDCA サイクル（plan，do，check，act）として次の手術結果の向上につながる（表 1）．

2．手術シミュレーションの方法

術前に行うシミュレーションでは，本稿で紹介した画像データを編集する方法のほか，3D プリンターで作成した実体モデルを加工する方法がある．またこれらの技術が普及する前から行われていた，トレース絵に基づく paper surgery なども広義のシミュレーションに含まれる．画像データは何度でもやり直しが可能で，仮想手術と本来の手術の比較なども可能な利点がある．一方，実体モデルは手で触って加工できるために理解度がより高まる利点があるが，一度加工するとやり直しができないという欠点がある．これらはコストや手間の点でも一長一短があり，術者のシミュレーションと手術における習熟度に合わせて方法を選ぶとよいと考える（表 2）．

3．手術シミュレーションの課題

A．できることと，できないこと

現時点では，手術シミュレーションの対象は骨などの硬組織が主流である．軟部組織は伸展性があり，術中に位置や形が変わるために，シミュ

レーションが難しい．局所皮弁などでの応用例が見られるが[7]，その再現性などには課題があり臨床現場で広く使われるには至っていない．

また硬組織の移動後，その上を被覆する軟部組織上から見た外貌がどの程度変化するかについても，シミュレーションの正確性は不十分なのが現状である．

硬組織のシミュレーションで納得のいく計画ができても，術中には軟部組織の伸展性の制限や，切開線を延長できないなどのアプローチの限界から，手術操作を加えたい硬組織に到達できないという事態が起こり得る．

手術シミュレーションが術中に再現できないその他の理由として，腫瘍切除後の下顎再建などにおいて，腫瘍切除の範囲が広く欠損が想定よりも大きくなることや，そもそも計画した骨切りが技術的に難しいといったことも考えられる．手術シミュレーションにおいては，手元の画像データや実体モデルのみに集中するのではなく，切開部位や骨切り線へのアプローチなども想定した計画を立てる必要がある．

また，術後の変形の後戻りを予見できないために，どの程度の過矯正が必要なのかをシミュレーションできない，といった課題もある．

B．許容される手間

手術シミュレーションには労力と時間を要し，実際の手術より何倍も時間がかかることも多い．シミュレーションが勃興期には広く普及しなかった理由として，習熟した術者においては，手術を予見できる能力や遂行する技術が高いために，シミュレーションにかける手間が割に合わないことがあったと考えられる．一方，習熟度の浅い術者においては，同程度のシミュレーションの手間を払っても，難易度が下がることで習熟した術者と同様に質が高く安全な手術が可能になる利点は大きい．このようにシミュレーションには，技術の普遍化・均てん化という効用がある．現在，ソフトウェアや3Dプリンターの技術向上により，シミュレーションの手間は軽減されつつあり，習熟

した術者においても難症例でその利点が実感されるようになっていると考えられる．

4．シミュレーションの未来

これまでに述べた課題などは，テクノロジーの進歩に伴い大きく変化していくことが期待される．

画像編集ソフトウェアにおいては一部で人工知能が実装され，特定の部位のデータ抽出や，義歯などのノイズの除去などの手間が大きく省力化されている．また軟部組織の移動量などについても知見が蓄積されつつあり，将来的には軟部組織の挙動もより正確にシミュレーションが可能になると考える．術後の変形の後戻りといった，時間軸を含むシミュレーションも，いずれは可能になると期待している．

3Dプリンターは廉価な製品が出現しており，導入のハードルが低くなっている．実体モデルを安く手軽に複数個作成できれば，やり直しが効かないといった欠点も克服可能と考える．加工しやすかったり，術野に持ち込むことができるプリント素材も開発されており，シミュレーションやナビゲーションの重要性は更に高まると考える．

結　語

先天異常疾患における手術シミュレーションについて，筆者の実用例を示し，現状の課題や今後の展望を述べた．今後，臨床現場での知見が蓄積され手術シミュレーションに反映されることと，関連する技術が進歩することにより，近い未来には，より手軽に正確なシミュレーション，ナビゲーションが可能になると考えられる．

参考文献

1) Jimenez, D. F. : Background and Management Principles. Endoscopic Craniosynostosis Surgery : An Illustrated Guide to Endoscopic Techniques. Jimenez D., ed. 44-50, Elsevier, Philadelphia, 2023.

2) Bae, S. S., Santee, E. W. : The History and Evolution of Craniosynostosis Surgery. Endoscopic Craniosynostosis Surgery : An Illustrated Guide

to Endoscopic Techniques. Jimenez D., ed. 44–50, Elsevier, Philadelphia, 2023.

3) Engel, M., et al. : Long-term results in nonsyndromatic unilateral coronal synostosis treated with fronto-orbital advancement. J Craniomaxillofac Surg. **41** : 747-754, 2013.

4) Derderian, C. A., et al. : Volumetric changes in cranial vault expansion : comparison of fronto-orbital advancement and posterior cranial vault distraction osteogenesis. Plast Reconstr Surg. **135** : 1665-1672, 2015.

5) Tahiri, Y., et al. : Distraction osteogenesis versus conventional fronto-orbital advancement for the treatment of unilateral coronal synostosis : a comparison of perioperative morbidity and short-term outcomes. J Craniofac Surg. **26** : 1904-1908, 2015.

6) Nakajima, H., et al. : Dynamic total skull remodeling by a combination of morcellation craniotomy with distraction osteogenesis : the MoD procedure. J Craniofac Surg. **22** : 1240-1246, 2011.

7) 川田恭平ほか：皮弁アプリ "Muze" の開発．日形会誌．**44**：60-67，2024．

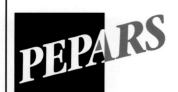

◆特集／みんなに役立つ形成外科手術シミュレーション！
顎変形症に対する骨切り術のシミュレーション

林　稔[*1]　三川信之[*2]

Key Words：実物大臓器立体モデル（three dimensional printing model），3D プリンター（three dimensional printer），術前シミュレーション（preoperative simulation），咬合中心位（central occlusal position），下顎矢状分割法（sagittal split ramus osteotomy）

Abstract　顎変形症に対する外科的矯正術を行う際に矯正歯科との連携のもと，術前計画を行う．CT 画像データから実物大臓器立体モデルを作成することで，より正確なシミュレーションが可能となっている．今回我々は，3D プリンターを用いて自作する方法を述べる．自作する場合は慣れが必要となるが，安価で数日以内に作成できる．ブラケットなどによるハレーションを除けば，非常に精密にできるため，石膏モデルや XP，CT 画像の他に，術前計画における補助として有用である．また実際の症例として下顎矢状骨切り術を施行した患者を供覧し，シミュレーションの実際について述べる．

はじめに

顎変形症に対する外科的矯正術を行う際に，石膏模型や，正面・側面セファログラム，顔面写真や CT 画像を用いて，矯正歯科との連携のもと手術を行う．術前計画にあたっては CT 画像から実物大臓器立体モデルを作成することで，より正確なシミュレーションが可能となっている．今回，3D プリンターを用いた実物大臓器立体モデルの作成方法およびその利用方法について述べる．

実物大臓器立体モデルの作成方法

実物大臓器立体モデルは CT 画像のデータを元に作成している．実物大臓器立体モデルを入手する方法は大きく分けて業者に依頼する方法と自分で作成する方法があるが，準備するものや作成期間は表 1 の通りである．当院の方法は 1 例に過ぎないため，準備する機材や病院の環境によっては細かい修正や工夫は必要である．

一番単純な方法としては DICOM データを業者に郵送してお願いする方法となるが，作成期間に 3 日以上かかるため顎変形症のような事前に計画できるものであればよいが，眼窩底骨折のような緊急疾患の対応が不可能となる．また依頼しても高価であることが多く，1 つの症例で複数個作成する場合は難症例に限定した方がよいだろう．保険手術の際に「K939 画像等手術支援加算 2 実物大臓器立体モデルのよるもの」が 2,000 点算定できるが，2 万円以内に作成できない場合は赤字になることを考慮する必要がある．

続いて自作の場合，CT 撮像後に STL（Stereolithography）データ作成，スライサーソフトによるデータの変換および 3D プリントの 3 つの工程が必要となる．まず，CT 撮像についてであるが，顎変形症の場合は上下顎を分離して利用したいため，咬合位で撮像すると上下の歯が分離できなかったり，矯正装置のハレーションで消えてしまったりと咬合平面が不正確になりやすい．そのため，開口位での撮像をオーダーしている．そのほか，モデルをより滑らかにするために thin slice（0.5 mm 前後）でのオーダーをお願いしている．

[*1] Minoru HAYASHI，〒830-8543　久留米市津福本町 422　聖マリア病院形成外科，診療部長
[*2] Nobuyuki MITSUKAWA，〒260-8670　千葉市中央区亥鼻 1-8-1　千葉大学大学院医学研究院形成外科学，教授

表 1. 実物大臓器立体モデル作成方法のメリット・デメリット

	CT 撮像	STL データ作成	スライサーソフト	3D プリント	作成期間
業者利用	必要 DICOM データの準備をすることが多い	不要	不要	不要	3～7 日 高価
自作	必要	・院内の画像閲覧ソフト(Vincent など)、もしくはアプリケーションソフト(Osirix, 3D Slicer, Molcer など)で変換	・プリンターに合わせてデータ作成をする必要がある ・アプリケーションソフト(Cura など)で変換	・プリンターの購入が必要 ・プリンターのスペースやフィラメントの準備が必要	1～2 日 安価

画像枚数が増えても、保存データ量が多くなるだけで被曝量の増加の心配は不要である。

次に取得した DICOM データを STL データに変換する。ここで STL データとは 3 次元の立体を小さな三角形の集合体で表現したデータのことで、3D プリンターを使用する際に最も利用されている形式のことである。当院ではこの STL データを作成する方法として、画像解析アプリケーションの Synapse Vincent(Fujifilm 社製)を採用しているため、容易に STL データを作成することができる。院内に画像アプリケーションがない場合は別途パソコンに変換用ソフトをダウンロードする必要がある。無料ソフトとして OsiriX, 3D Slicer, Molcer などが挙げられる。

続いて STL データを 3D プリンターに適合するファイル形式に変換する必要がある。スライサーソフトという STL データの 3D モデルを平面の層にデータ化するソフトであるが、購入した 3D プリンターに専用のスライサーソフトがある場合は問題ないが、付属がない場合は別途アプリケーションソフトを用意する必要がある。UltiMaker Cura が無料ソフトであり市販されている大抵の 3D プリンターに対応しているのでお勧めである。

最後に 3D プリンターで出力するが、準備する 3D プリンターについては以下を参考に購入を検討する。まず造形サイズがとても重要である。一般的に成人の頭蓋顎顔面を対象とする場合、25 cm 以上のプリントサイズを必要とする。日本人頭部寸法データベース 2001[1]によれば、成人男性の全頭高の平均が 23 cm で後頭鼻尖距離は 22 cm である。家庭用の 3D プリンターだと造形サイズが 20 cm 未満のことが多いので注意が必要である。また、造形方式として PLA フィラメントに

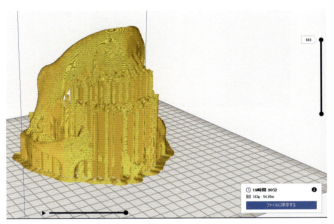

図 1. スライサーソフトによる 3D プリント前のデータ
スライサーソフト UltiMaker Cura を用いて、STL データを 3D プリンター用に変換した。作成時間は 19 時間 30 分、フィラメント使用量は 162 g の予定である。

よる熱溶解積層方式と液体樹脂を紫外線で硬化させる光造形方式があるが、光造形方式は洗浄や液体樹脂の処理の煩雑さなどを考慮すると、最初は熱溶解積層方式の方が取り扱いやすいと考える。値段に関しては数万円台から 100 万円以上と価格帯に幅があるが、造形スピード、自動レベリングの有無、静音性、しばしばノズルが目詰まりを起こしやすく修理が必要になるためアフターサービスの有無など、オプションの追加によって値段が上下するものと考える。なお筆者は中国製の 5 万円台の 3D プリンターを使用しているが、3 年間で顔面骨骨折を合わせると 80 例以上作成しており、部下も 1 年ごとに異動のため作り手も変わるが問題なく稼働している。

以上を準備して実物大臓器立体モデルを作成するが、当院の 3D プリンターの性能だと上下顎で 24 時間程度の時間を要している(図 1)。なお余談であるが、眼窩底骨折であれば片側の眼窩底を 1 時間程度で作成可能である。

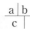
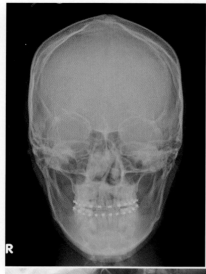
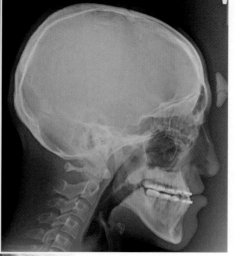
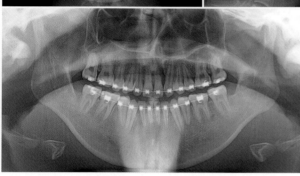

図 2.
矯正からの紹介時 XP 画像
上顎骨の劣成長による反対咬合を認めた.
　　a：セファログラム正面像
　　b：セファログラム側面像
　　c：オルソパントモグラフィー

治療計画の実際

代表症例を供覧する.

症　例：19 歳, 男性

現病歴：出生時に左唇顎口蓋裂と診断され, 当院で生後 4 か月時に口唇鼻形成術, 1 歳時に口蓋形成術, 5 歳時に舌弁, 9 歳時に顎裂部骨移植など複数回手術を施行されていた. 矯正治療も並行して行われていたが, 上顎骨の劣成長による反対咬合を認め, 外科的矯正治療の適応となり矯正歯科から依頼があった(図 2).

治療計画：術前計画にて下顎骨を左右 6 mm ずつセットバックの予定であった(図 3). シミュレーションの際に手術で使用するバイトプレートも準備した. 術前 CT は矯正器具を装着しているので開口位で thin slice でオーダーした(当院は最小 0.63 mm でデータを残している). 上記の手順で実物大臓器立体モデルを作成した. 続いて手術シミュレーションの実際を述べる. 顎関節の位置を決めるため, 術前の咬合写真と石膏模型を参考に, 中心咬合位を確認し, 顎関節部分に歯科用シリコーン印象材を用いて関節突起の位置を中心位として型取りする(図 4).

続いて骨切りのシミュレーションを行う. 両側下顎骨の矢状分割骨切り術を予定したため, 予定骨切り線に沿って超音波カッターや半田ごてを用いて骨切りをシミュレートした. なお超音波カッターは本多電子株式会社のホビー用超音波カッターが小型であり, 3 万円程度で購入できるため手頃であると考える. 半田ごては, フィラメントが熱で溶けてしまうため精密な骨切りのシミュレーションには向かないが, プレーティングのネジ穴をあける用途として非常に有用である. 骨切りが終了したのちにバイトプレートを用いて咬合を固定して, 左右の近位骨片の関節突起を中心位にはめ込むと, 皮質骨が重なるため余剰骨片がわかる(図 5). 今回左を 2 mm, 右を 3 mm, 近位骨片を切除する予定とした.

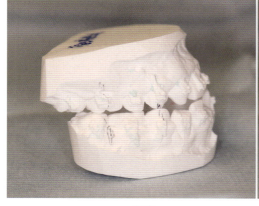 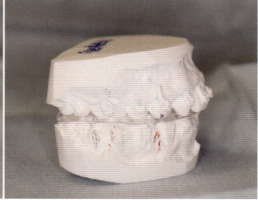

a．術前　　　　　　　　　　　　　　b．術後

図 3．石膏模型による術前の計画
石膏模型による手術前後の咬合の状態である．矯正歯科より左右ともに 6 mm のセットバックを依頼された．

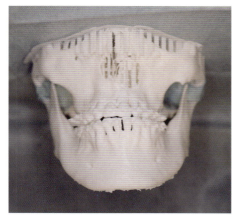 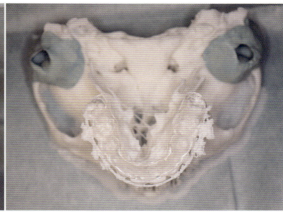

a．正面像　　　　　　　　　　　　　b．下面像

図 4．手術前の実物大臓器立体モデル
中心咬合位を確認し，下顎の模型を噛み合わせたのち，顎関節部分に歯科用シリコーン印象材を用いて関節突起の位置を固定した．
なお，手術に使用するバイトプレートも問題なく使用できている．

図 5．
骨切りシミュレーション後のモデル
下顎矢状分割法に則りモデルを骨切り後，遠位骨片にバイトプレートを用いて咬合を固定した．その後，左右の近位骨片の関節突起を中心位にはめ込むと，皮質骨が重なるため余剰骨片がわかる．今回左を 2 mm，右を 3 mm，近位骨片を切除する予定とした．
　a：右側面像
　b：左側面像

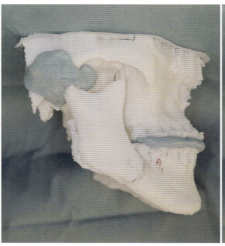 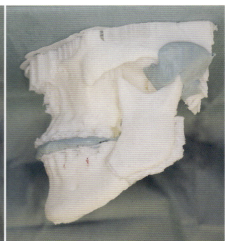

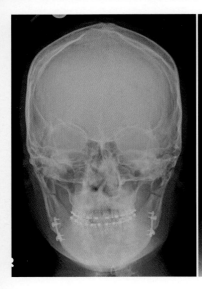
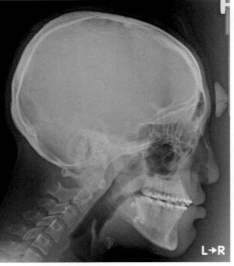

図6.
手術後2日のXP写真
術後早期のXPであるが，上下顎骨の位置関係や咬合に特に問題は認めない．
　a：セファログラム正面像
　b：セファログラム側面像

手　術：下顎矢状分割法については，Obwegeser法に準じて行っている[2]．術式に関しては様々な方法があるが，本稿ではシミュレーションについて述べるため術式の詳細は割愛させていただく．ただし重要な点としては，シミュレーションを再現する必要があるため，例えば下顎枝内側の骨切り線の高さや角度を再現するために，下顎の咬合平面や小舌の位置，場合によっては第2大臼歯からの距離を確認し，更には実物大臓器立体モデルの上下顎を開口位で触ってみて，どのような視野になるかなどを事前に確認する．近位骨片については余剰骨の切除を想定通り行い，骨片の重なり方などは事前のシミュレーションで視覚的に確認できているので，最終的に徒手的に中心位を確認したのちにプレート固定をしている．本症例の手術時間は2時間30分，出血量は100 mLであった．術後管理に関しては，当院では口唇口蓋裂や症候性頭蓋縫合早期癒合症などの先天疾患がほとんどであり，複数回手術の症例が多いことから，たとえ初回の下顎のみの疾患であっても，顎骨手術に関しては全例挿管のままICU管理としている．

術後所見：術後2日で抜管直後のXPである（図6）．ゴム牽引前のXPであるが，咬合は特に問題なく，予定通り手術を行うことができた．食事は流動食からはじめ，2週間ごとに5分粥，全粥と食上げを行い，術後6週目から常食を許可している．矯正ゴムの脱着を覚えたら退院を許可しており，平均して10日前後の入院としている．退院日が決まり次第，かかりつけの矯正歯科へ予約をしていただき，退院後速やかに矯正歯科を受診していただく．術前後の咬合写真であるが，反対咬合が改善されており，感覚障害などの合併症もなく経過良好である（図7）．

考　察

自作の実物大臓器立体モデルに関して欠点と利点を述べる．まず，患者のCT画像データをSTLデータに編集し，スライサーソフトで3Dプリンターに適合するファイルに変換して，3Dプリンターで作成するという手間がある．STLデータの作成については当院では毎年レジデントが変わる事情があり，指導する手間を省く目的でYouTubeで筆者自身の顔面単純CTをSTLデータにする方法を公開している．これにより毎年の申し送りの時間が大幅に短縮された．続いて3Dプリンターに関しては，構造を理解してメンテナンスを自分で行えるようにしておく必要がある．プリントの際に200℃近い熱で溶解したフィラメントがノズルに詰まることが多く，フィラメントの出が悪かったり，印刷台となるガラスベッドに上手く付かないことがある．当院ではスティックのり

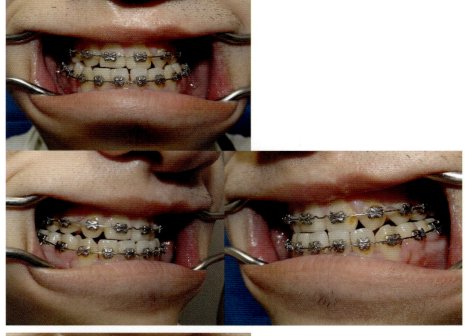
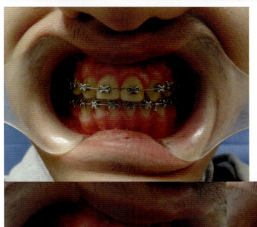
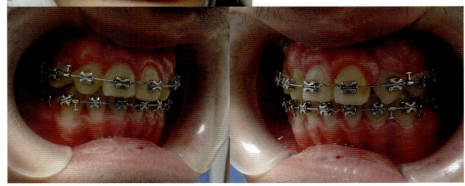

図 7. 手術前後の咬合写真
a：術前
b：術後. 反対咬合は改善し，後戻りも認めない.

をあらかじめ台に塗布して接着を強めたり，平面のレベリングを手動で再調整するなどで対処しているが，機械の癖に慣れるまでは若干ストレスを感じるかもしれない．また，溶解したフィラメントから臭いが出るため換気に気を付け，作業音が気になる場合は個室を用意するなどの工夫が必要である．しかし，CTを撮像した当日に作成することができて，コストとしてはフィラメントのみとなる．値段としてはフィラメントの重量1kgあたり3,000円程度で，今回上下顎を作成するためにフィラメントを160g使用したので，モデルひとつが500円程度で作成できた計算となる．このように安価であるため複数作成することができるため，実際に切り出しをすることができて，骨切りの平面を複数のパターンで確認できることは，特にhemifacial microsomiaなどのように顔面が非対称で骨切りに左右差があったり，回転をかける必要があったりする症例では非常に有用である．そのほかにも，レジデントへの教育の観点から見ても，視野が非常に狭く術者しか見えない骨切りについて，実際に触って切り出して疑似体験できるという点からも非常に有益と考える．臨床の現場においても，実際に骨切り前後の状態を連携している矯正医に対面でモデルを見ながら意見を共有することができるため，術後の患者の紹介も非常にスムーズである．さらに，ブラケットなどのハレーションの影響が少ない状態であれば，バイトプレートも実物大臓器立体モデルに適合するため，シミュレーションの精度が高いことも手術計画を行う上で非常に重要な点である．また，

顎関節症などの合併症がない症例に限るが，顎関節を中心位で再現する際，術前の咬合位における顎関節（関節突起）を印象材などを用いて，固定することで，シミュレーションにより切り出し後，近位骨片と遠位骨片の位置関係を視覚的に把握できる．中心位の決め方に関しては，近位骨片を顎関節に適切な強さで押し込むという非常に曖昧な感覚に頼ることなく，プレート固定をしているが，術後の咬合に関してもプレートの再固定などの合併症は生じていない．

まとめ

実物大臓器立体モデルによる術前のシミュレーションについて述べた．実物大のモデルを直接触ることができるため，石膏模型やXP写真，CTの3D画像だけの情報より，より臨床的で実践的なシミュレーションが容易となり，手術もより安全に行うことができると思われる．

本論文において他者との利益相反はない．

参考文献

1) 河内まき子・持丸正明，2008：日本人頭部寸法データベース2001，産業技術総合研究所H16PRO-212.
2) Trauner, R., Obwegeser, H.：The surgical correction of mandibular prognathism and retrognathia with consideration of genioplasty. I. Surgical procedures to correct mandibular prognathism and reshaping of the chin. Oral Surg Oral Med Oral Pathol. **10**：677-689, 1957.

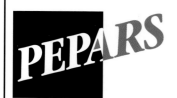

◆特集/みんなに役立つ形成外科手術シミュレーション！
顔面骨手術に対する ナビゲーションガイド下 手術シミュレーション

荻野　晶弘*

Key Words：ナビゲーションシステム(navigation system)，顔面骨折(facial fracture)，コンピューター支援手術(computer-assisted surgery)，術中評価(intraoperative assessment)

Abstract 顔面骨骨折手術における術中整復位の評価は，顔面の対称性の再現に重要である．
脳神経外科手術用に開発され，発展してきたナビゲーションシステムは，現在では耳鼻咽喉科や整形外科，顎顔面外科領域においても用いられている．我々は2007年から本システム(Stealth Station® TREON™, TRIA™ plus, S7™system, Medtronic)を顔面骨骨折手術に応用し，正確な整復位の確認や顔面骨格の対称性の獲得における有用性を報告してきた．本システムを使用した顔面骨骨折は，頬骨骨折，眼窩底骨折，鼻骨骨折，陳旧性頬骨骨折，陳旧性鼻骨骨折，鼻篩骨骨折，上顎骨骨折であった．全例において術中に正確な整復位と対称性を確認できた．また，術後CT検査においても術中に確認したものと同様に，良好な骨折部の整復位と顔面骨格の対称性を確認でき，その有用性を認識した．本システムは，比較的簡便な術前準備と術中操作で，確認したい骨や周囲組織の3次元的位置関係をリアルタイムに把握できる手術支援装置である．その適応は，骨折整復位の確認や，骨切り位置・方向の確認，移植骨の固定位置や眼窩形態の確認などであり，なかでも骨欠損を生じる複雑骨折例，陳旧骨折例での骨切り，骨移植を要する眼窩吹き抜け骨折例など，小切開からの視診や触診だけでは術中評価に難渋する症例において特に有用性が高いと思われた．

はじめに

顔面骨骨折手術では，正確な解剖学的位置関係と骨折整復位の整合性の確認に加え，顔面骨格の対称性の再現が重要となる．しかし，その術中評価は，小切開のアプローチから視診，触診などにより主観的に判断することが多く，術者の経験に左右され，正確な評価は容易ではない．術中に位置情報を確認する手段として超音波検査の有用性が報告されているが[1]，骨折部などを中心とした描出にとどまり，対称性など顔面全体を見た評価は不可能である．

ナビゲーションシステムは，手術前に得られたCT画像情報をもとに術中操作の位置情報をリアルタイムかつ2次元・3次元的にモニター上に表示することで，正確な手術シミュレーションを支援する技術である．我々は，2007年から本システムを頬骨骨折の術中整復評価[2]，眼窩吹き抜け骨折に対する移植骨の固定位置や眼窩形態の確認[3]，鼻骨骨折整復手術での術中整復評価[4]，陳旧性鼻骨骨折に対する骨切りガイド[5]などに応用し，報告してきた．

ナビゲーションシステムの使用方法

ナビゲーションシステムは，光学式センサー型に分類されるStealth Station® TREON™とTRIA™ plus，光学式と磁場式の両者に対応できるS7™System(ともにMedtronic社製，日本)を使用した．装置は，ワークステーション・ディスプレ

---

* Akihiro OGINO, 〒143-8541 東京都大田区大森西6丁目11-1 東邦大学医療センター大森病院形成外科，教授

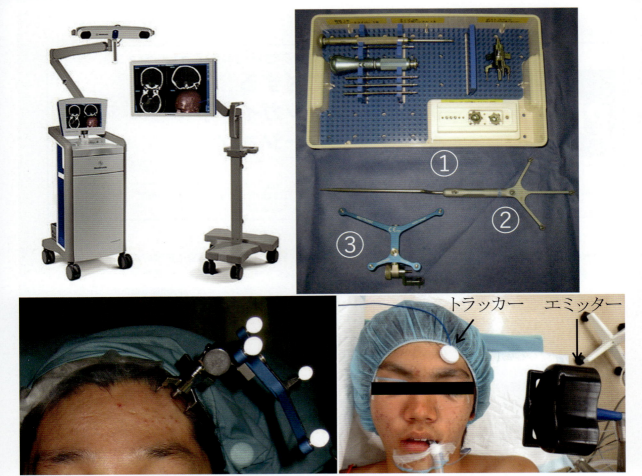

図 1.
a：ナビゲーションシステム本体(Stealth Station® TRIA™ plus)
b：① 側頭骨固定ポスト，② プローブ，③ リファレンスフレーム
c：側頭骨固定ポストとリファレンスフレームの設置
d：磁場発生装置(エミッター)の設置と磁場センサー(トラッカー)の貼付

イ・赤外線 CCD カメラ・側頭骨固定ポスト・リファレンスフレーム・プローブ・磁場発生装置・磁場センサーなどから構成される(図1-a～d)．術中使用するナビゲーション画像は，手術前に撮影した CT 画像を医用画像の標準規格である DICOM(digital imaging and communications in medicine)データとしてワークステーションに入力して用いる．手術室では，光学式を選択する場合には側頭骨固定ポストを健側の前頭部頭蓋骨に設置し，基準点となるリファレンスフレームを装着する(図1-c)．磁場式を選択する場合には，手術台にエミッターと呼ばれる磁場発生装置を設置し，前額部皮膚にトラッカーと呼ばれる磁場センサーを貼付する(図1-d)．続いて，レジストレーション(位置整合作業)を行う．すなわち鼻尖部，鼻根部，両側眉毛上縁の前額部，計4点の基準点でポイントレジストレーションを行い，皮膚厚の薄い顔面皮膚上をプローブでなぞるようにサーフェスレジストレーションを追加し，モニター画面で精度を確認する．精度の確認ののち，実際のナビゲーション手術が可能となる．TREON™では，精度が1 mm前後になるまで繰り返しレジストレーションを行う必要があったが，TRIA™ plus，S7™System ではレジストレーション工程が

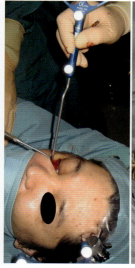 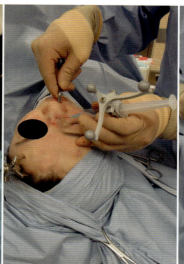 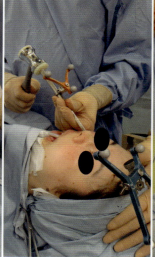 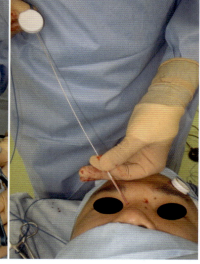

a | b | c | d

図 2.
a：切開創から整復位を評価できる場合には通常のプローブを使用した.
b：切開創からアプローチできない部位の整復位は，23 G 注射針付きシリンジを装着したシュアトラックを経皮的に刺入して評価した（光学式）.
c：骨切り例では，シュアトラックに骨ノミを装着し，骨ノミ先端の位置を確認しながら骨切りを行った（光学式）.
d：鼻骨骨折の非観血的整復手術においては，16 G 静脈留置針を鼻背皮膚から鼻骨骨面に刺入し，外筒内に挿入したポインター用のスタイレットを鼻骨骨面にあて，整復位を評価した（磁場式）.

大幅に簡略化し，その精度も向上した．また一度登録すれば，ポストやトラッカーがずれない限り，術中に頭部を固定する必要はない．側頭骨固定ポストは 5 mm 程度の小切開とスクリュー固定により慣れてくれば平均 6 分程度で頭蓋骨に設置できる．レジストレーションに要する時間は平均 5 分程度である．リファレンスフレームは固定ポストから着脱可能で，手術時にはリファレンスフレームを外すため，手術操作の障害となることはない．また側頭骨固定ポストやリファレンスフレームにずれを生じた場合には，レジストレーションの再設定が必要となるが，自施設ではそのようなトラブルの経験はない．

術中に使用したプローブは，通常のプローブに加え，光学式ではシュアトラックに 23 G 注射針付きシリンジや骨ノミを装着して位置登録し，その先端の位置情報が得られるようにした（図 2-a〜c）．また磁場式においては，ポインター用のスタイレットを使用した（図 2-d）．これにより，切開創以外の部位に対しても経皮的に評価できるようになり，また，骨切り位置の評価も可能である．術中の評価は，前鼻棘，後鼻棘，左右外耳孔の中央点を基準点として顔面正中面を設定し，健側画像を反転表示したミラー画像と比較する方法により行っている．鼻骨骨折の非観血的整復では，モニター画面の CT 水平断画像の鼻骨骨面の位置を評価している．

各種顔面骨骨折に対するナビゲーションガイド下手術

顔面骨骨折手術中に整復状態を確認する手段として単純 X 線撮影，超音波検査，術中 CT 撮影などが行われているが，単純 X 線撮影では，頬骨骨折における頬骨弓撮影画像での頬骨弓の対称性や頬骨隆起の挙上具合を主観的に評価するしかなく，リアルタイムには確認できない．超音波検査は安価で簡便な方法であるが[1]，適応部位が鼻や眼窩下縁，頬骨弓などに限定されるほか，骨折部

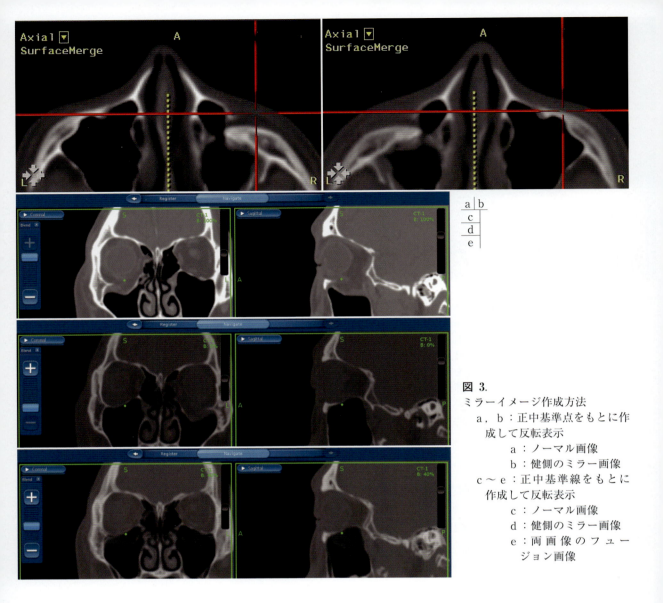

図 3.
ミラーイメージ作成方法
　a，b：正中基準点をもとに作成して反転表示
　　a：ノーマル画像
　　b：健側のミラー画像
　c〜e：正中基準線をもとに作成して反転表示
　　c：ノーマル画像
　　d：健側のミラー画像
　　e：両画像のフュージョン画像

などを中心とした小範囲の描出にとどまり，対称性など顔面全体を見た評価は不可能である．また，術中 CT 撮影は，リアルタイムに骨折部の整復状態を確認できることからその有用性が報告されているが，放射線被曝の問題や，大学病院や総合病院などハイブリッド手術室に設置された施設に限定されるなどの難点がある．

　これに対しナビゲーションシステムは，装置が高価なため使用できる施設は限定されるが，近年では脳神経外科や整形外科，耳鼻咽喉科領域などでは一般的な手術支援システムとして普及し，その設置施設も増えている．本システムの最大の利点は，比較的簡便な術前準備と術中操作により，確認したい骨の位置をリアルタイムかつ 2 次元，3 次元的に全体評価をすることが可能で，骨折線の視認のみで整復位を決めるのが困難な症例でも正確で精度の高い手術を行うことができることである．そのため，経験の浅い術者でも安全かつ正確に骨折の整復や骨固定を行うことができる．

1．頬骨骨折

　顔面骨骨折のなかでも頬骨骨折整復位の評価は，眉毛外側，下眼瞼縁あるいは口腔前庭切開などの小切開のアプローチから，骨折端の整合を視診，触診などにより主観的に判断することが多

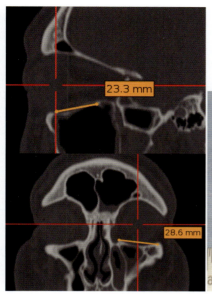 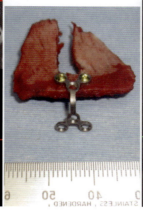 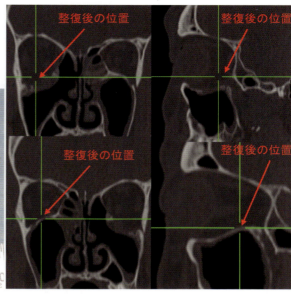

a|b|c

図 4. 右眼窩底骨折. 腸骨移植による眼窩底の再建
　a：術中ナビゲーション画像(矢状断・冠状断)：右眼窩底の横幅と奥行をナビゲーションシステムで計測した.
　b：作成した移植骨：腸骨内板をモニター画像上で計測した形態に合わせてトリミングして眼窩底骨欠損部に挿入した.
　c：ナビゲーションシステムモニター画面：ノーマル画像(上段)と健側のミラー画像(下段). 十字の交点は, 眼窩底に留置した移植骨に当てたプローブ先端を示す. 下段ミラー画像では, 健側とほぼ同位置に移植骨が留置されていることが確認できる.

く, 術者の経験によるところが大きく, 経験の少ない術者では良好な整復位の決定が困難な場合がある. 頬骨骨折でも通常の en-bloc 型のトライポッド骨折では, ナビゲーションシステムを使用しなくても頬骨弓軸位の術中 X 線撮影や, 超音波検査などで十分に整復位の評価は可能であるが, 第 3 骨片を伴い, 骨欠損を生じるような複雑骨折や骨切り操作を要する陳旧骨折のように骨折線の視認のみで整復位を決めるのが困難な症例でも精度の高い手術を行うことが可能である. 頬骨骨折の術中評価方法は, ①顔面正中線からの距離を計測して評価する方法, ②健側のミラーイメージとの対比にて評価する方法を用いている. 健側のミラーイメージ作成に関しては, 正中基準線の設定が不可欠である. 我々は, 正中基準点として両側外耳孔の中央点, ANS(前鼻棘), PNS(後鼻棘)を用いてミラーイメージを作成する方法と, 正中基準線をもとに画像を反転表示する方法を用いている(図3)[2].

2. 眼窩吹き抜け骨折

眼窩吹き抜け骨折では, 自家骨や人工骨, 眼窩底再建プレートなどによる骨欠損の修復を要する場合が多い. 我々は, 腸骨などの自家骨移植による眼窩壁の再建を積極的に行っている. ナビゲーションシステムのモニター画像上で, 眼窩底骨欠損部の横幅と奥行の長さを計測し, 採取した自家骨を骨欠損部の形態に合わせてトリミングして眼窩底骨欠損部の挿入している. また, モニター画面上で眼窩縁の角度(眼窩底と上顎骨-頬骨表面とで成す角度)を計測し, プレートを計測した角度を参考にベンディングしている. 骨移植後にはナビゲーションモニター画面で患側の画像と健側のミラーイメージ画像とを対比しながら眼窩底への移植骨の留置角度に問題がないことを確認し, 眼

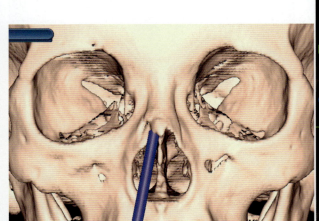
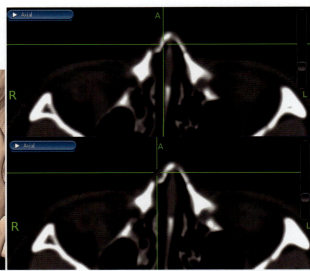

図 5. 陳旧性鼻骨骨折．骨切り矯正術
a：モニター画面3D骨格画像で骨ノミ先端部を表示し，骨切り方向を確認しながら変形治癒骨折部の骨切りを行った．
b：モニター画面水平断画像：骨切り時(上段)と整復評価時(下段)．両画像を比較すると鼻骨右側壁が十分に挙上・整復されていることが確認できる．

窩縁でプレート固定を行っている(図4)[3]．

3．鼻骨骨折

鼻骨骨折整復手術に磁場式のナビゲーションシステムを応用して整復評価を行った．

鼻骨整復直後に16 G静脈留置針を鼻背皮膚から鼻骨骨面に刺入し，外筒内に挿入したポインター用のスタイレットを鼻骨骨面に当てる．モニター画面では主に水平断画像に表示されたスタイレット先端の位置，すなわち整復後の鼻骨骨面の位置が，左右対称な位置まで整復されているかを視覚的に評価した．整復位の評価自体は可能であったが，以下のような問題点もあった．① 光学式のナビゲーションシステムでは側頭骨固定ポストの設置など侵襲的なため鼻骨骨折では適応しにくい．② 磁場式では手術機器との磁気干渉の問題で，注射針など金属を用いた評価ができない．③ レジストレーションや整復位の評価にやや時間を要する．④ スタイレットが通る口径の静脈留置針はやや太く，刺入による皮膚損傷という問題がある．⑤ 両側壁の骨折転位を認める場合，骨片自体が小さいためやや評価の精度に欠ける[4]．そのため，現状では超音波検査の方が低侵襲，低コスト，簡便かつ視覚的評価の点でも有効な術中整復位評価方法であると思われた．

4．陳旧性骨折(陳旧性鼻骨・頬骨骨折)

陳旧性鼻骨・頬骨骨折では，小切開から骨切り位置を視診と指先の感触により主観的に判断するため，経験の浅い術者にとっては難易度の高い手術となる．鼻骨骨折変形治癒に対する鼻骨骨切り術は，鼻軟骨間切開から鼻骨の正中部で行われる鼻骨内側骨切り術と，梨状孔縁切開から外側錐体基部で行われる鼻骨外側骨切り術が一般的に行われている．ナビゲーションシステムを併用することで，術中に骨ノミ先端部をモニター画面に表示して骨切り線を確認しながら安全な骨切りを行うことが可能である．すなわち，侵襲の大きな内側および外側骨切り術をする必要はなく，癒合した実際の骨折線を正確に骨切りすることが可能である．さらにシュアトラックを装着した23 G注射針付きシリンジを経皮的に鼻骨表面に刺入し整復位の確認も行うことができる(図5)[5]．また，陳旧性頬骨骨折に対する頬骨骨切りにおいては，眉毛外

側切開・睫毛下切開による骨切りはもちろんのこと，頬骨弓部での骨切りにおいては骨切り部直上の小切開から安全に骨切り操作を行うことができるので，顔面神経剥離・同定のために大きな耳前部切開を回避することが可能である．

結　語

顔面骨骨折手術に対してナビゲーションシステムを応用し，整復位や骨切り位置，移植骨の骨量や固定位置などを評価した．本システムは，比較的簡便な術前準備と術中操作で，確認したい骨や周囲組織の3次元的位置関係をリアルタイムに把握できる有効な手術支援システムである．その適応は，骨折整復位の確認や，骨切り位置・方向の確認，移植骨の固定位置や眼窩形態の確認などであり，なかでも骨欠損を生じる骨折や粉砕骨折例，陳旧骨折例での骨切りなど，小切開からの視認や触診だけでは術中評価に難渋する症例において特に有用性が高いと思われた．

参考文献

1) Gulicher, D., et al. : The role of intraoperative ultrasonography in zygomatic complex fracture repair. Int J Oral Maxillofac Surg. **35** : 224-230, 2005.

2) Ogino, A., et al. : Intraoperative repositioning assessment using navigation system in zygomatic fracture. J Craniofac Surg. **20** : 1061-1065, 2009.
Summary　頬骨骨折の Navigation ガイド下手術において，距離計測とミラーイメージによる対称性の評価を行った報告．

3) Ogino, A., et al. : Navigation-assisted bone grafting for blowout fracture. J Craniofac Surg. **27** : 328-330, 2016.
Summary　眼窩底吹き抜け骨折への自家骨移植に Navigation を応用し，安全な剥離操作と確実な移植骨固定の有効性を報告した文献．

4) 荻野晶弘ほか：磁場式ナビゲーションシステムを用いた鼻骨骨折整復評価の試み．日シミュレーション外会誌．**24** : 9-14, 2017.
Summary　磁場式 Navigation を鼻骨骨折整復評価に応用した報告．

5) Ogino, A., et al. : Navigation-assisted nasal bone osteotomy for malunited fracture. J Craniofac Surg. **29** : 156-158, 2018.
Summary　陳旧性鼻骨骨折に対する鼻骨骨切りに Navigation system を使用することで若手医師でも安全，安心に手術を行えると報告した文献．

ここからマスター！
好評 手外科研修レクチャーブック

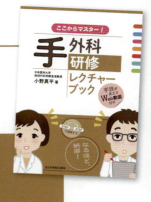

日本医科大学形成外科学教室准教授
小野真平 著

2022年4月発行
B5判　360頁　オールカラー
26本のweb動画付き
定価9,900円（本体9,000円＋税）

手外科のキホンを、会話形式のレクチャーで楽しく学ぶ！
手技の実際はSTEP by STEPと26本の動画で丁寧にわかりやすく解説しました！

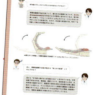
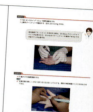

目次

総論
A. 押さえておくべき手指の解剖
B. 診察
　臨床写真の撮り方
　FDS test、FDP test
C. 治療の一般原則
【手術の準備・器材】
　指ターニケット
　鉛手
【麻酔・デザイン】
　指ブロック
　腋窩ブロック
　局所麻酔の極量とボスミンの濃度
　手指手術の切開法
　手のファンクショナル・エステティック ユニット
【術後・リハビリ】
　術後の患肢挙上
　手の浮腫を解消する6 pack hand exercise

各論
A. 外傷
【覚えておきたいERで遭遇する手指の外傷処置】
　爪下血腫
　爪下異物
　爪周囲炎・爪周囲膿瘍
　爪甲脱臼に対するSchiller法
　釣り針の抜去法
　瘭疽・指腹部膿瘍
　犬や猫による動物咬傷
　破傷風
　蜂窩織炎
　肘の皮膚剥脱創
　肘内障に対する徒手整復
【マスターしておきたい手指の基本手術】
a. 皮膚
　指の小範囲の皮膚欠損に対するwet dressing
　指の皮膚欠損に対する植皮術
　指交叉皮弁
　母指球皮弁
　神経血管茎V-Y前進皮弁
　逆行性指動脈島状皮弁 原法
　逆行性指動脈島状皮弁 変法
　橈骨動脈穿通枝皮弁
　背側中手動脈穿通枝皮弁
b. 腱・骨・神経
　腱断裂（Zone Ⅱ）に対する屈筋腱縫合
　指の末節骨骨折に対する経皮ピンニング
　指の副子（アルミ副子）
　神経断裂に対する神経縫合

B. 異常瘢痕・瘢痕拘縮
　指の瘢痕拘縮—Z plasty—
　第1指間の瘢痕拘縮—5-flap Z plasty—
　指の瘢痕拘縮に対する digitolateral flap
C. 炎症・変性疾患
　化膿性腱鞘炎
　ばね指に対する腱鞘切開術
　ばね指に対するステロイド注射
D. 腫瘍・腫瘍類似病変
　指の粘液嚢腫（ミューカスシスト）
　グロームス腫瘍（爪床上）
　グロームス腫瘍（爪床下）
　指の外傷性表皮嚢腫（粉瘤）
　手関節ガングリオン
　腱鞘ガングリオン
　腱滑膜巨細胞腫
　内軟骨腫　　　　　　　　　ほか

詳しい内容はこちらまで

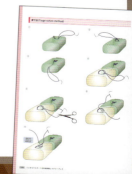

全日本病院出版会

〒113-0033　東京都文京区本郷 3-16-4　　Tel：03-5689-5989
http://www.zenniti.com　　　　　　　　　　Fax：03-5689-8030

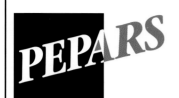

◆特集／みんなに役立つ形成外科手術シミュレーション！
頭頸部腫瘍切除後の再建手術シミュレーション

石田　勝大*

Key Words：頭頸部手術(head and neck surgery)，骨皮弁(osteocutaneous flap)，下顎再建(mandibular reconstruction)，中顔面再建(midface reconstruction)，遊離皮弁(free flap)

Abstract 頭頸部領域の再建手術に求められることは手術合併症が少なく，機能，形態が維持されることである．特に顎骨再建は術後の生活の質を向上させるために，デンタルリハビリテーションが必須であり，手術時に血流のよい骨組織を移植して確実な骨癒合と強固な骨固定を行うことが求められる．近年，再建手術の質を向上させる目的で手術シミュレーションを取り入れる施設が多い．顎骨再建のシミュレーションの発達は目覚ましく，CAD/CAM(computer-aided design/computer-aided manufacturing)を使用する方法は，その工程がほぼ確立されている．エビデンスを考慮すると今後は標準的な方法として使用することが求められる．この方法は外科医のみならず，医療従事者，患者に素晴らしい恩恵を与えることは間違いないので，どの施設も積極的に取り入れるべきである．

はじめに

シミュレーション（模擬実験）を臨床医療に導入することは有用で，様々な分野で積極的に行われている．手術分野でもシミュレーションは現実の手術で起こり得る問題を安全かつ効率的に分析できるので実用的である．頭頸部領域は解剖と機能が密接に関連しているので，シミュレーションが視覚的に捉えにくい複雑な部位を理解させ，周術期に起こり得る問題の解決策をあらかじめ導き出すことができる．これは医療スタッフ，患者にとって有益であるのみならず教育としても実用的で，スタッフ全員が理解することで優れたパフォーマンスを発揮できる．特にコンピューター・プランニングは若手外科医が複雑な再建手術の理解を深めるためのトレーニング・プロセスとしての役割を果たすので，教育病院にとっては有益である．またベテランの外科医も難しい症例にこそ積極的にこのシステムを利用することで，高難易度の手術が実践できるレベルに到達することを実感できる．頭頸部再建領域は，硬性再建のシミュレーション開発が盛んに行われている．様々なツールを組み合わせることで，簡単にシミュレーションを実行でき，安価で簡易なものでも十分に応用できる．今回，頭頸部再建領域のシミュレーションの現状を書き記す．

頭頸部再建手術のシミュレーションの実際

1．カスタムメイド実体模型法

患者のコンピューター断層撮影(CT)データをもとにコンピューター上で3Dモデルを作成しSTL(Stereolithography)データにして3Dプリンターで実体模型を作成し，その実体模型を利用して自施設で術前に骨切りやプレートのプレベン

---

* Katsuhiro ISHIDA，〒105-8471　東京都港区西新橋3-19-18　東京慈恵会医科大学形成外科，准教授

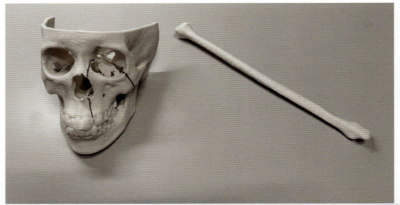
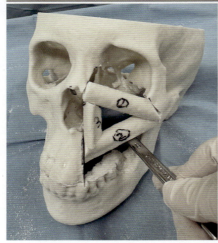
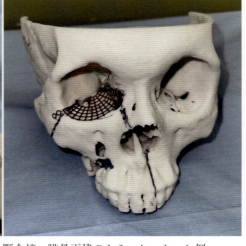

図 1-a～c．実体模型を使用した上顎全摘，腓骨再建のシミュレーション例
本症例は皮切の minimum access を目的に経結膜切開と内視鏡補助で口腔鼻腔内操作のみで上顎全摘を施行し腓骨皮弁で再建
 a：中顔面と腓骨の実体模型を準備
 b：モデルを使用して上顎全摘の切除を行い，腓骨を Layered fibula 法に準じてプランニング
 c：眼窩底部のチタンメッシュプレートをプレベンディングしている．

ディングを行う方法である．簡便なシミュレーションの方法で，近年は有用性の高い実体モデルやモデルの素材が改良されている．実際に模型に触れることで複雑な解剖学的位置情報が得られ，患者のインフォームドコンセントにも役立つ．素材はオートクレイブ滅菌が可能であるものを選択すると術中にも利用できる．視野の悪い部位のプレート固定や骨固定に特に有用である．

近年，内視鏡やロボット支援手術で低侵襲かつ安全な視野で手術を実行し，皮膚切開を minimum access にする技法が導入されている．特に中顔面領域の腫瘍切除(上顎全摘など)でその傾向が顕著である．当施設では上顎全摘手術の切開を minimum access にする方法を既に行っており，再建手術は実体模型でシミュレーションしている(図 1-a～f)．術前に骨切りシミュレーションして，骨切りした移植骨モデルを参考にして術中骨切りと再建を行っている．この方法は骨接合面が

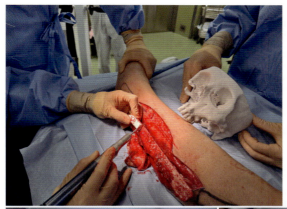
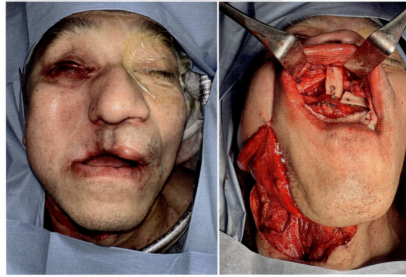

図 1-d〜f. 実体模型を使用した上顎全摘，腓骨再建のシミュレーション例
本症例は皮切の minimum access を目的に経結膜切開と内視鏡補助で口腔鼻腔内操作のみで上顎全摘を施行し腓骨皮弁で再建
d：実体模型を滅菌して手術時に使用
e：内視鏡補助で経結膜切開と口腔鼻腔内操作のみで右上顎全摘を施行
f：経結膜でチタンメッシュを挿入固定し，口腔内から腓骨皮弁を移植して，頸部の血管と吻合

微細なずれを生じるので，下顎骨のような確実な骨癒合や強固な骨固定が必要な場所には不適切で，その場合は後述の CAD/CAM(computer-aided design/computer-aided manufacturing)を使用した方がよい[1]．

2．CAD/CAM 法(コンピュータ支援設計と製造)

顎骨再建は経験の少ない外科医が行うと多くの手術時間を費やし，不完全なプレート固定や移植骨配置となる場合があり不確実な結果を招くことが多い．手術時間を短縮する目的でプレートのプレベンディングを行ったり，外固定で術前咬合を保持したりするが，腫瘍が突出したような状況や，広範囲の骨再建が必要な症例はより困難になる．これらの問題をすべて解決したのが CAD/CAM を利用した方法である[2]．

このシステムを使用する利点は数多くあり，特に腓骨皮弁を再建材料とする場合が有益である．

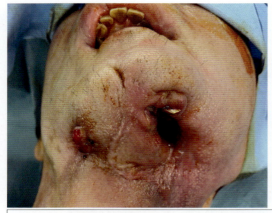
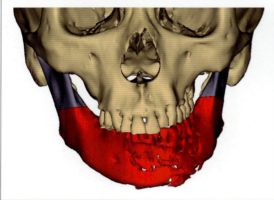
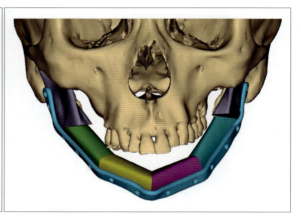

図 2-a～c.
CAD/CAM(computer-aided design/computer-aided manufacturing)によるシミュレーション手術例
本症例は舌亜全摘，両側頸部郭清を施行し，術後化学併用放射線療法後に 1 年で放射線性顎骨壊死
 a：口腔皮膚瘻孔，骨露出，頸部膿瘍を認めた．
 b：下顎骨 3D-CT では顎骨壊死，病的骨折，不正咬合認める．区域切除予定部を赤色に表示
 c：4 セグメントの腓骨で再建を行うプランニング

顎骨側はカッティングガイドを使用することで余分な骨切除がない，腓骨側は足部で腓骨の骨切り操作が正確な角度で行え，場合によってはプレートの装着まで行うことができる．下顎に計画通りの患者固有プレートを装着することは術前にプランニングした咬合を保持できていることの証明で，精度の高い下顎再建が行えていることを意味している．コンピューター支援下顎骨再建と従来の下顎骨再建法を比較する論文が報告されている[3]．従来法と比較して有意に改善された項目は，皮弁虚血時間，再建時間，総手術時間，入院期間である．コスト面は従来法が安価だが，手術時間や入院期間の短縮を考慮すれば費用は補填される．精度に関しては報告により測定方法が様々なために有意な差はないが，今後評価法が統一されれば明らかな差が出ると結論づけている．

コンピューター支援下顎骨再建は，バーチャルプランニングと 3D プリント技術を利用した手術シミュレーションと，術中使用デバイスを作成する方法がすでに商用化され，その工程はほぼ確立され保険適用になっている．下顎骨をモデルデザインし，STL 技術を応用して，手術用カッティングガイド，手術用テンプレートを作成し，それに適合した手術用患者カスタムメイドチタンプレートも作成する．現在，コンピューター支援設計に利用可能なソフトウェアが複数あり，今もなおこの業界は拡大し続けている．代表的なソフトは，Materialise 社® の Mimics Innovation Suite である．実際に手術で使用するガイドは自施設で作成するか，外注でオーダーすることになる．2024 年 3 月現在で外注オーダー可能なのは，DepuySynthes 社® の TRUMATCH と帝人メディカルテクノロジー社® のコスモフィックスである(図 2-a～h)．

コンピューター支援下顎骨再建の最初のステップはできるだけ早い段階で CT 画像を撮影するこ

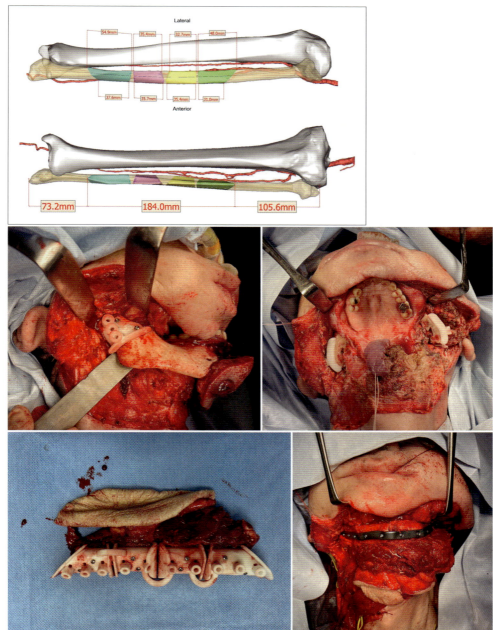

図 2-d〜h. CAD/CAM(computer-aided design/computer-aided manufacturing)による
シミュレーション手術例
　　　d：腓骨の血管柄は約5 cm 程度しかないので loop 型静脈移植を計画
　　　e：手術時下顎骨に切除用ガイドを装着，骨切りはレシプロソーを使用
　　　f：下顎骨と軟部組織欠損の状態
　　　g：腓骨皮弁にガイドを装着してレシプロソーで骨切り
　　　h：下顎欠損部に患者固有プレートを固定して腓骨皮弁を移植し固定

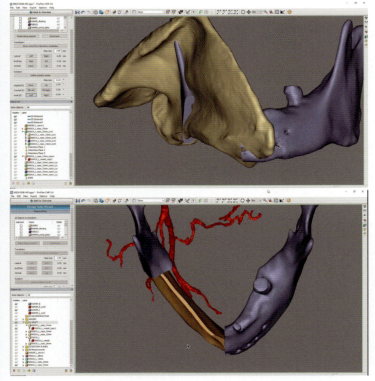

図 3.
CAD(computer-aided design)で肩甲骨皮弁再建のシミュレーション例
　a：肩甲骨皮弁では移植予定下顎部に肩甲骨を対比させ，肩甲骨の弯曲を考慮して下顎形態に最適な再建をデザイン
　b：移植皮弁の血管を描写することで，血管吻合部のシミュレーションも可能

とである．顔面 CT と移植骨部 CT を 1 mm スライス以下で撮影する．特に移植骨部を angiogram CT で撮影するとさらに手術計画の助けになる．これは骨栄養血管や皮弁穿通枝を同定することで，プランニング時に穿通枝近傍の骨切りを避けることもできる(図 3-a，b)．DICOM データを抽出後に PC 上のソフトを使用して仮想 3D モデルを作成，さらに PC 上で仮想骨切りと再建手術を行い，STL データとして抽出し 3D プリンター用のソフトに取り込み様々な素材を使用して製造する．コンピューター支援設計ソフトや 3 次元プリンターが高額なので，施設の多くは外注(outsourcing)しているが，その場合は患者の個人情報を守秘できる企業を選ぶ配慮を行う．

プランニングセッションは多くの場合，ウェビナーで行う．再建外科医だけでなく切除外科医，補綴もしくはインプラント医も参加した方がより高いゴールを設定できる．プランニング前に再建外科医が明確にすべきことは，ⓐ頸部の血管吻合をどこで行うか，選択血管の代替案も常に考える，ⓑ骨弁の血管柄の長さを考慮する，ⓒ腓骨皮弁の皮島は口腔側を充填するか，皮膚側を充填するか，ⓓ皮弁の血管は正中側へ配置するか，外側に配置するか，ⓔ術後デンタルリハビリテーションのゴール設定，などである．腓骨皮弁を選択する場合は血管吻合の位置，皮弁充填部で採取皮弁の左右が変わる．また手術時に切除範囲が突然変更される可能性を最小限にした方がよく，インプラント埋入予定がある場合は，スクリューの位置，移植骨配置をインプラント医に明確にしてもらう．プランニングでは下顎切除範囲，移植骨の骨切り範囲，配置位置，角度，血管柄の位置を話し合い，最後にプレートの厚さ，長さ，スクリューの位置，数，角度，カッティングガイドの位置を決める．骨配置に関してはゴール設定や術者の考えで変わるが，double barrel 法もプランニングは可能である[1]．

プランニング終了後に外注の場合はカッティングガイド，患者固有プレート，実体模型が配送され，自施設で作成する場合は 3D プリンターで作成を行う．セラミック素材やポリマー樹脂などの造形は多くの時間を費やさないが，チタン素材を

使用して3D造形するのはかなりの技術が必要なので，実体模型を作成して既製のプレートをプレベンディングした方がよい．

この一連のプロセスが迅速にできないのであれば，進行度の早い腫瘍はこの技術を使用すべきではない．この点を考慮すれば最初に導入する症例は，良性腫瘍，骨髄炎，緩徐な進行の悪性腫瘍を選択した方がよい[1]．

3．その他シミュレーション

頭頸部再建領域では骨再建のみならず軟部組織のシミュレーションをCAD/CAMで行う方法もある[1]．皮弁は時間経過とともに容量が変化するが，近年その縮小割合が徐々に明らかになっている．将来の皮弁萎縮量を予測して，あらかじめ皮弁の容量を予想される萎縮量分を多く移植する方法も提案されている．しかし患者個人差，病態，移植皮弁の内容などにかなり左右されるので今後の検討が必要である[4]．

手術直前に皮弁の血管位置や深部組織を患者体表に投影し，手術に活用するシステムがある．Navigation systemは脳神経，顎顔面領域ではよく使用されているが，その他簡単なデバイスを使用して代替する方法なども試みられている[5]．これらも広義の手術シミュレーションであり今後もますます開発が進むと思われる．術後QOL調査ではCAD/CAM法にnavigation systemを導入することで，よい外見結果を獲得し，外見，感情，不安が従来法よりも少ない結果との報告もある[6]．

まとめ

時代の流れとともに外科医の焦点は変化し，再建外科医は皮弁を生着させ周術期合併症を減らす論点から，複雑な再建手術でも機能的かつ形態的に優れた結果を出すことにシフトしている．シミュレーションはその目的を達成するための必要な工程であるが必須ではない．しかしこの工程は外科医に素晴らしい恩恵を与えることは間違いない．今後バーチャルプランニングの助けで，より複雑で独創的な再建方法が各施設から生まれることが非常に楽しみである．

参考文献

1) Thieringer, F. M., et al.：Advanced craniomaxillofacial surgery. Ehrenfeld, M., et al. 555-675, Thieme, AO foundation, Switzerland, 2020.
   Summary 医学書院から2023年に日本語翻訳され出版された"AO法　骨折治療　アドバンス頭蓋顎顔面手術"もよい．

2) Largo, R. D., Garvey, P. B.：Updates in head and neck reconstruction. Plast Reconstr Surg. **141**(2)：271e-285e, 2018.
   Summary 頭頸部領域におけるバーチャルプランニングの進化，方法論に関して述べている．

3) Powcharoen, W., et al.：Computer-assisted versus conventional freehand mandibular reconstruction with fibula free flap：a systematic review and meta-analysis. Plast Reconstr Surg. **144**(6)：1417-1428, 2019.
   Summary 下顎再建における従来法とコンピューター支援法を比較した初のシステマティックレビュー．

4) Yokoi, S., et al.：Feasibility of virtual surgical simulation in the head and neck region for soft tissue reconstruction using free flap：a comparison of preoperative and postoperative volume measurement. Int J Oral Maxillofac Surg. **50**(3)：316-322, 2021.
   Summary 皮弁萎縮を考慮しシミュレーションした後に皮弁移植を行い経時的に移植皮弁の容量を測定した報告．

5) Kwon, J. G., et al.：Clinical applications of augmented reality technology in microsurgical planning of head and neck reconstruction. J Craniofac Surg. **33**(3)：863-866, 2022.
   Summary CT血管造影像にAR技術を用いて患者に投影する方法．

6) Ni, Y., et al.：Digital navigation and 3D model technology in mandibular reconstruction with fibular free flap：A comparative study. J Stomatol Oral Maxillofac Surg. **122**(4)：e59-e64, 2021.
   Summary コンピューター支援顎骨再建と術中ナビゲーションを併用した方法．

メディカル サラマシェリ　Medical Sarah Macherie®

医師様看護師様と共同開発の手術後圧迫用品です。　MADE IN JAPAN

詳細はこちら→

インプラントによる乳房再建

インプラント・エキスパンダーの固定
乳房切除後の止血にも

乳がん患者会の皆様の声から
生まれた 総レースブラジャー

たくさんの自治体で助成金あります。
詳細はこちら→

自家組織による乳房再建

腹直筋皮弁法後の
・腹壁瘢痕ヘルニア
・腹部膨隆　の予防など

広背筋皮弁法後の
血腫や浸出液の予防など

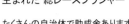
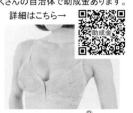
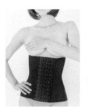

ブレストバンド　／　マンモバンド 2本タイプ　／　美Newブラ®　／　下腹部ニッパー　／　アウトボーン ウエストニッパー　／　ウエスト4本バンド

・全国約 900 病院様にご使用頂いた実績。
・脂肪吸引、わきが後の圧迫など全 28 商品

フェイスサポーター　／　二の腕・背中・脇周り圧迫ボレロ　／　わき手術後圧迫ボレロ　／　ウエストニッパー付ショートガードル　／　サイドファスナー付オープンクロッチ ガードル（股空き・ひざ下丈、足首丈）　／　520デニール光電子着圧ハイソックス　／　140 デニール着圧パンティストッキング（薄手・強圧）

製造販売元　群馬県高崎市高関町 441-10
（株）エーエムコーポレーション（サラマシェリ事業部）

TEL　　：027-321-5880（代）
E-mail　：info@am-c.jp
ホームページ：https://am-c.jp

好評書籍のご案内

カスタマイズ治療で読み解く
美容皮膚診療

B5 判／182 頁
定価　10,450 円
（本体 9,500 円＋税）
2022 年 4 月発行

▲HPをcheck!

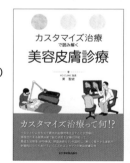

著　KO CLINIC院長　黄　聖琥

カスタマイズ治療って何！？

一人ひとりに合わせて最大の治療効果を出すことを目標に、再現性のある画像診断で肌の状態を正確に診断して、最適な治療法（保存療法、機器治療など）を選択し、美しく健やかな素肌を計画的につくりあげていくことがコンセプトの美容皮膚診療です！

そのための肌の診断法、各種治療機器（レーザー、高周波機器など）の使い方などを詳述！

症例編では著者の豊富な経験から31症例を選び出し、どのような治療を行い、どのような結果を導き出したかを解説しました。

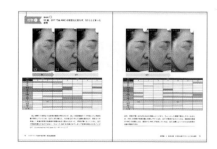

全日本病院出版会　〒113-0033　東京都文京区本郷 3-16-4　Tel:03-5689-5989
http://www.zenniti.com　　Fax:03-5689-8030

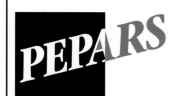

◆特集/みんなに役立つ形成外科手術シミュレーション!
乳房再建のシミュレーション

森　弘樹*

Key Words: 乳房再建(breast reconstruction), computed tomography；CT, インドシアニングリーン蛍光造影法(indocyanine green fluorescence imaging), 穿通枝マッピング(perforator mapping), 3Dカメラ(3D camera), 容量予測(volume estimation)

Abstract 乳房再建におけるシミュレーションを血流, 形態, 容量, 色の観点から述べる.
【術前】身体計測で乳房形態を数値化する. これによりエキスパンダー選択, もしくは皮弁の大きさを予測する. 5方向もしくは6方向の写真, あるいは3D写真で形態把握, 容量算出を行う. 皮弁は造影CTで血流を評価し, 穿通枝位置を把握する. 容量は体表の実測とCTの脂肪厚から算出する. 透明なビニールを用いて皮弁を型取り, フットプリントと突出の表現を検討する. 色はカラーチャートを貼付した写真で評価する.
【術中】血流はインドシアニングリーン蛍光造影法で評価し, 形態は坐位にして掲示した写真と見比べる. 容量は重量計測, もしくはアルキメデス法で把握する. 脂肪移植では内圧をモニターして行う.
これらのシミュレーションと, 術後結果からフィードバックを得ることで, 精度の高い手術を行うことができる.

はじめに

乳房再建を行うにあたり, 「血流」, 「形態」, 「容量」, 「色」について, シミュレーションの報告と我々が実際に行っていることについて述べる.

I. 患者さんの希望把握

術式選択に関する現時点での我々のアルゴリズムを図1に示す. いずれの術式でも初診時に坐位にて身体計測を行い, 乳房形態を数値化する(図2). 人工物, 皮弁, 二次での脂肪移植について一通り説明した後に, 再建を希望するのか, 希望する場合にどの方法をイメージされているのかを確認する. また, 下垂や大きめの乳房の場合に健側縮小や固定術を希望するのか, あるいは下垂の再建を希望するかを確認する. 妊孕性温存の年代では今後のことを確認する. 妊娠希望がある場合, 腹部皮弁は禁忌ではないが, 積極的には勧めない.

II. 術前シミュレーション

【形　態】
前述の数値化した形態により, 適合するエキ

---

* Hiroki MORI, 〒113-8510　東京都文京区湯島1-5-45　東京科学大学形成・再建外科学分野, 主任教授

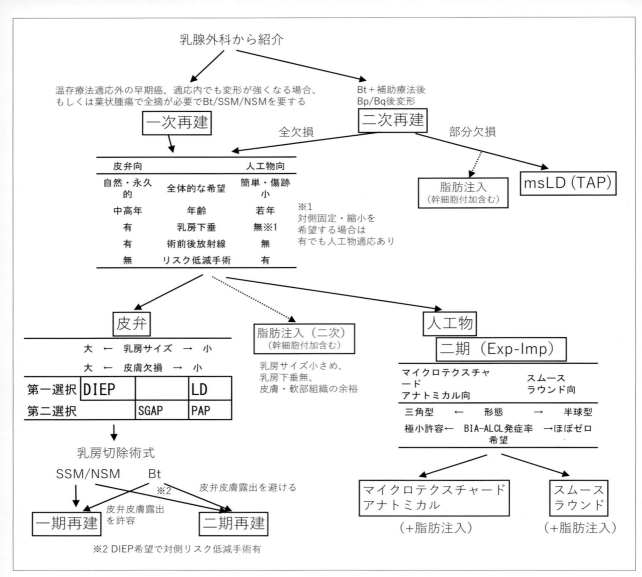

図 1. 東京科学大学形成外科における乳房再建のアルゴリズム
（森　弘樹：私の乳房再建選択アルゴリズム―東京医科歯科大学病院 2022年版―. 形成外科. 65：1035-1042, 2022. より引用改変）

パンダーを選ぶ，もしくは皮弁の採取幅を計画する．また，一次再建では数値をもとにインプラントのサイズ表と比べることで切除乳腺量の予測もできる．

手術前日までには写真撮影を行う．患者さんにはアクセサリーを外してもらい，腕は体の横，もしくは体の後ろに置く．カメラは被写体と平行に，乳輪部の高さに置き，正面，斜位，側面の5方向を撮影する．我々は頭側からの撮影も加えている（図3）．カメラレンズは APS-C 機で 35 mm 以上（フルサイズ機で 50 mm 以上）の焦点距離とし，絞り（F 値）は 6.3～8 程度で被写界深度を確保する．背景は肌色の補色である青系が一般的で，灰色もしばしば用いられる．影が目立たない2灯撮影，バウンス撮影を行うと更によい．

3D カメラを保有している場合は乳房容量の情報が得られる[1]．我々は VECTRA H1（Canfield, USA）を使用しているが，ソフトウェアが架空の胸壁を設定して容量を算出するため，絶対値は信頼性が低く，左右差で容量差を示す指標（appar-

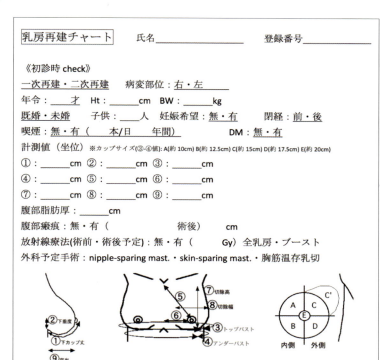
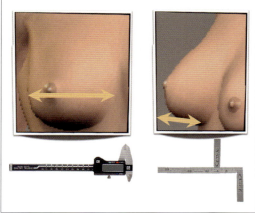

図 2. 初診時の身体計測
幅と高さはノギスで，突出は直角定規を 2 つ組み合わせて計測する．

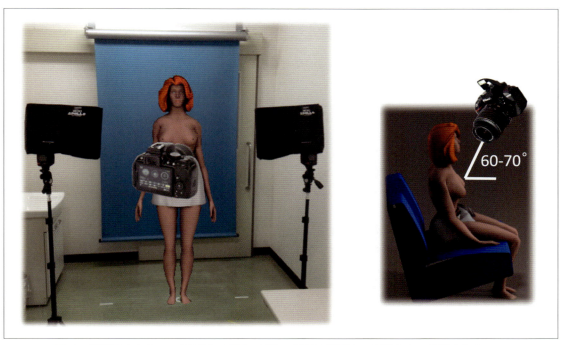

図 3. 影が目立たない 2 灯撮影で正面，斜位，側面を撮影し，頭側からの撮影も加える．
（森　弘樹：乳腺外科の要点と盲点．p194, 文光堂, 2023. より引用改変）

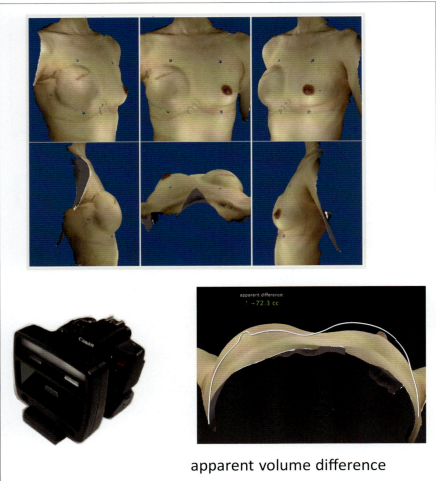

図 4.
VECTRA H1 で撮影した画像とソフトウェアが計測した apparent volume difference

ent volume difference)で評価する(図 4).二次再建や乳房形態の修正術では有用性が高い.

II-1. 人工物(エキスパンダー)
【容量・形態】

乳房の横幅マイナス 1 cm の幅で同等以上の突出を基準に 2〜3 種類のエキスパンダーを準備する.

II-2. 人工物(インプラント入れ替え)
【容量・形態】

外来で注水を行う時に患者さんに大きさを尋ねるが,形が異なるため下着に入れた状態での大きさを聞く.目標とする大きさの 1.1〜1.2 倍程度にして 3 か月以上待機する.入れ替え時は患側・健側の乳房幅・高さ・突出,皮膚厚を計り,同等な大きさであった時の注水量,エコーでの皮下組織の厚みなどを総合的に考慮してインプラントを 3 種類程度選択する[2].エキスパンダーそのものの容積が 44〜92 mL あるのでそれも考慮する[3].インプラントは容量のほか,選択基準として幅>突出>高さの順で考える.

II-3. 皮弁
【血流】

遊離皮弁では下腹部・骨盤(・大腿)の造影 CT を撮影し,血管を評価し,穿通枝位置を把握する.内胸血管および胸背血管の評価は乳腺外科で撮影した MRI で行うことが多いが,他院症例などで情報がなければ上記の CT に胸部を含める[4].

【容量】

CT では血管情報のほかに脂肪の厚みを把握できるため,皮弁容量を把握する指標となる.腹部

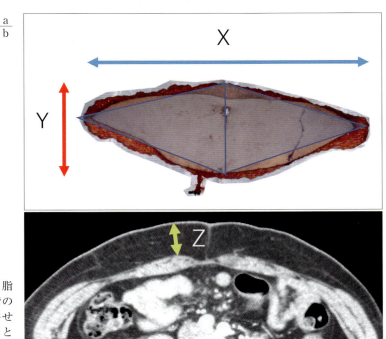

図 5.
皮弁の幅(X)と高さ(Y)について脂肪弁を含めて身体で計測し，CT での下腹部の最大皮下脂肪厚(Z)と併せて，三角柱 2 つの体積(XYZ×1/2)として採取容量を予測する．

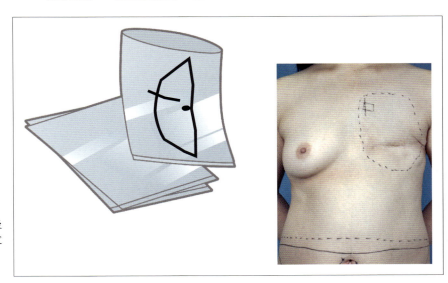

図 6.
ビニール袋で皮弁を型取り，坐位でフットプリント(点線)の位置合わせをする．

皮弁については CT などから算出する方法[5)6)]が報告されているが，我々は皮膚の実測値と CT の脂肪厚から皮弁を三角柱に近似する公式を用いる[7)]（図 5）．

広背筋皮弁では CT とマーキングによるボリュームレンダリング技法を用いた報告[8)]がある．

乳頭再建時に乳房形態の修正を行う場合は 3D カメラで容量差を評価する．

【形　態】

皮弁のデザイン時に透明なビニール袋で皮弁を型取り，坐位でフットプリントの位置合わせをする．この時に皮弁の面積でフットプリントを表現できるのか，皮弁の厚みで下極の突出を表現できるのかを検討する（図 6）．

【色，質感】

皮島が露出する場合，皮膚の色調差，質感差が

目立つことがあるので，評価が必要である．色については Skin Tone Guide を用いて評価する方法[9]などが報告されており，我々はカラーチャートを貼付した写真で評価している[10]．色を厳密に評価できるわけではないが，輝度の差は評価できる．色調差や妊娠線などが目立つ場合は二期再建を検討することになる．

II-4. 脂肪移植
【容量・形態】
患側切除量を把握する，もしくは 3D カメラで容量差を評価する．また，何回で治療が完了するかの見込みを立てる．

II-5. 健側縮小・固定
自費診療になるため，どの段階で行うのか，相談する．乳房縮小術を行うと下溝線位置がやや上がること，形態が安定するまで時間がかかることから，事情が許せば縮小術を先に行う方がよい．様々な術式があるが，乳輪周りと尾側の縦切開で，乳頭・乳輪の血流は上内側茎もしくは中心茎とするのが一般的である．新たな乳頭乳輪は乳房下溝線の高さを基準にする[11][12]．

III. 術中シミュレーション

【形態・血流】
どの術式でも術中に坐位に近い状態で形態を評価することが大切である．また，一次再建では乳房皮膚の血流評価が勧められる[13]．

III-1. 人工物（エキスパンダー）
【容量・形態】
エキスパンダー内に入れる生食の量は大胸筋ポケットの緊張が許容できる範囲で多めに入れる．また乳房切除が乳頭温存乳房切除術の場合は乳頭偏位を少なくするテープ固定[14][15]などの処置を行う．

III-2. 人工物（インプラント入れ替え）
【容量・形態】
インプラント入れ替え時はサイザーが使用できる施設であればそれを使用して，使用するインプラントを最終的に決定する．

III-3. 皮弁
【血流】
穿通枝皮弁では CT 画像をもとに体表にマッピングを行う．腹部皮弁では臍をゼロ点として穿通枝を座標で示し，血管走行も含めてマーキングする．血管茎の剝離が終了した段階でインドシアニングリーン（ICG）を用いた蛍光造影を行い，皮弁血流範囲を評価する[4]．この範囲と皮弁容量予測から使用できる皮弁容量を算出し，乳腺切除量や欠損容量に対して十分であれば片側茎で進め，不足するようであれば両側茎を必要とするため，ここで手術方針が決まる．他の皮弁でも ICG 蛍光造影を行うと客観的評価がしやすい．

【形態】
坐位にして健側と比べながらフットプリント，下極の突出，下溝線を合わせ，皮弁を固定する．手術室の壁に患者さんの写真を貼り，それと見比べながら行う（図 7）．シミュレーションとして鋳型を用いる方法[16]，プロジェクションマッピングを用いる方法[17]が報告されている．

乳頭再建時に形態修正を要する場合も同様に行う．

【容量】
腹部皮弁では前述のように血流評価の後に血管茎を切り離し，皮弁重量を測定する．他の遊離皮弁も同様だが，有茎腹直筋皮弁，広背筋皮弁の場合はアルキメデス法で容量を測定する報告[8][18]がある．皮弁を一部廃棄する場合はその重量も記録し，使用量を把握する．

乳頭再建時に形態修正を要する場合は 3D カメラの情報を参考に減量などを行う．

III-4. 脂肪移植
脂肪移植では移植脂肪の径が大きい，もしくは移植空間の内圧が高いと生着に影響を及ぼすため，内圧をモニタリングしながら注入する方法や，もしくは術前後に体外式組織拡張器を使用して内圧を下げる方法が報告されている[19]．我々は双方を状況に応じて利用している．

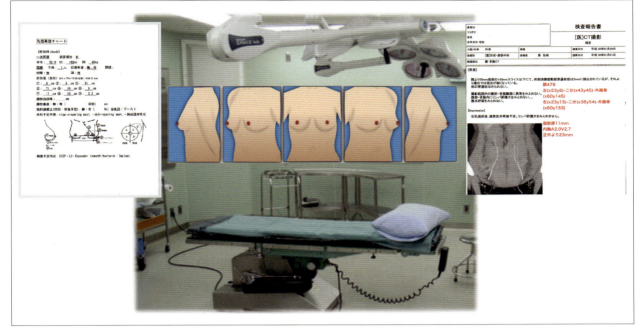

図 7. 手術室には術前写真や乳房形態数値，穿通枝マッピングの図などを貼り，適宜参考にする．

Ⅲ-5．乳房固定・縮小

乳腺切除量と皮膚切除量は仮縫合をしながら調整していく．

Ⅳ．術後管理と評価

初期のドレッシングがとれたら，形態保持のためワイヤなしのカップ付きブラを装用し，人工物では必要に応じてブレストバンドを装用する．知覚鈍麻の領域には保湿の外用も指示する．術後1か月からはエキスパンダー症例を除いてワイヤ付きブラを許可している．

術後6か月以降に術前と同様に写真撮影を行い評価する．

まとめ

乳房再建における術前・術中シミュレーションについて述べた．シミュレーションを行い，術後結果からフィードバックを得ることで手術の精度を上げることができる．

参考文献

1) Nakamura, M., et al.: Influence of marker number and position on accuracy of breast measurement with three-dimensional camera. Aesthetic Plast Surg. 46: 1481-1488, 2022.
2) 森　弘樹ほか：挿入乳房インプラントと再建乳房の幅と突出の比較研究．日形会誌．36: 245-250, 2016.
3) 柴田知義ほか：乳房再建時に Tissue Expander 自体の容量が SBI 選択に与える影響について　組織拡張器の実測．日形会誌．38: 472-477, 2018.
4) 森　弘樹ほか：マルチスライス CT の術前評価とインドシアニングリーン蛍光造影法の術中評価を併用した深下腹壁動脈穿通枝皮弁による乳房再建．日マイクロ会誌．27: 11-17, 2014.
5) Rosson, G.D., et al.: Three-dimensional computed tomographic angiography to predict weight and volume of deep inferior epigastric artery perforator flap for breast reconstruction. Microsurgery. 31: 510-516, 2011.
6) Nanidis, T.G., et al.: The use of computed tomography for the estimation of DIEP flap weights in breast reconstruction: A simple mathematical formula. J Plast Reconstr Aesthet Surg. 67: 1352-1356, 2014.

7) Kato, S., et al.：The triangular prism approximation method for volume estimation of deep inferior epigastric artery perforator flap in breast reconstruction. Microsurgery. 43：125-130, 2023.

8) Komiya, T., et al.：Volume prediction of extended latissimus dorsi musculocutaneous flap for breast reconstruction using a computed tomography volume-rendering technique with an X-ray contrast thread marking. Aesthetic Plast Surg. 47：1335-1342, 2023.

9) Hoffman, A. F., et al.：Establishing a clinically applicable methodology for skin color matching in vascularized composite allotransplantation. Plast Reconstr Surg Glob Open. 8：e2655, 2020.

10) 栗原美紗樹ほか：再建乳房の輝度差の検討―深下腹壁動脈穿通枝皮弁と広背筋皮弁の比較―. 日形会誌. 44(3)：99-103, 2024.

11) 冨田興一ほか：乳房縮小（固定）術の基本知識とわれわれの行っている方法について. 形成外科. 60：1134-1142, 2017.

12) 野平久仁彦：乳房縮小術. 実写で示す乳房再建カラーアトラス. 野平久仁彦ほか編. p223-243, 永井書店, 2008.

13) Ogawa, A., et al.：Study of the protocol used to evaluate skin-flap perfusion in mastectomy based on the characteristics of indocyanine green. Photodiagnosis Photodyn Ther. 35：102401, 2021.

14) 渕之上祐子ほか. 乳頭温存乳房切除術における乳頭乳輪の頭側偏位に対する新しい予防法　ハイドロコロイドドレッシングを用いた乳房シーネ. Oncoplastic Breast Surgery. 4：113-119, 2019.

15) Jarrett, J. R., et al.：Aesthetic refinements in prophylactic subcutaneous mastectomy with submuscular reconstruction. Plast Reconstr Surg. 69：624-631, 1982.

16) Tomita, K., et al.：DIEP Flap Breast Reconstruction Using 3-dimensional Surface Imaging and a Printed Mold. Plast Reconstr Surg Glob Open. 3：e316, 2015.

17) 柳沼ひかるほか：プロジェクションマッピングを用いた再建術中乳房形状差情報提示システム. 生体医工学. 56：141-147, 2018.

18) Chang, K. P., et al.：Measurement of the volume of the pedicled TRAM flap in immediate breast reconstruction. Ann Plast Surg. 47：594-601, 2001.

19) Khouri, R. K. Jr., et al.：Diffusion and perfusion：the keys to fat grafting. Plast Reconstr Surg Glob Open. 2：e220, 2014.

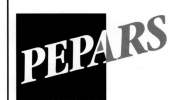

◆特集/みんなに役立つ形成外科手術シミュレーション!
胸郭変形に対する手術シミュレーション

髙木　誠司[*1]　鈴木翔太郎[*2]　谷　ありさ[*3]

Key Words : 漏斗胸(pectus excavatum),ナス法(Nuss procedure),手術シミュレーション(surgical simulation),胸骨挙上鈎(sternum elevator),胸腔鏡(thoracoscope)

Abstract 胸郭変形で最も代表的な疾患は漏斗胸であり,その手術術式としては,多くの施設でナス法を基本としていると想像する.今回は,「初心者でも実践可能」「手術シミュレーション」を念頭に置き,最も典型的な症例を想定して,我々が行っているナス法を紹介する.ナスプレートの選択と成型には,胸部最陥凹点を含む CT スライス画像を利用している.心肺損傷という合併症を避けるために,胸骨挙上鈎と胸腔鏡の併用も行っている.より多くの形成外科医がこの分野に興味を持ち,1,000 人に 1 人と言われる漏斗胸患者の形態面での悩み解消につながることを願う.

はじめに

胸郭変形で最も代表的な疾患は漏斗胸であり,教科書的にはその発生頻度は 1,000 人に 1 人とされている.前胸壁の陥凹によってその内部臓器である心臓や肺が物理的に圧迫を受けているため,多少なりとも心肺機能への悪影響はあるだろうし,そのような報告も散見される[1)~3)].しかし,ほとんどの患者は普通に学校に通い,体育の授業も問題なくこなし,通常の日常生活を過ごすことができているのが実際である.

現在,本邦における漏斗胸治療は,小児外科,呼吸器外科,胸部外科,そして形成外科と,病院ごとに異なる診療科が治療の主体を担っている.しかし多くの場合で,漏斗胸治療の主たる目的は心肺機能の改善というよりも,整容面の改善,そして患者自身のコンプレックスの解消にあり,その点では「形態を正常にすることで QOL 向上に貢献する」ことを使命として謳っている我々形成外科医がもっと治療に介入してよい領域なのではないかと感じている.

本号は「初心者でも実践可能」を共通コンセプトとしているので,変形が重度あるいは特殊な例は除いて,最も典型的な症例を想定した手術シミュレーションについて記す.通読後に,これだったらできそうだな,取り組み始めてみようかな,と少しでも思っていただけるとありがたい.

[*1] Satoshi TAKAGI,〒814-0180　福岡市城南区七隈 7-45-1　福岡大学形成外科,教授
[*2] Shotaro SUZUKI,同,助教
[*3] Arisa TANI,同,助教

漏斗胸

症例に応じて多少の工夫や術式の変更があり得るとはいえ，現時点での基本術式はナス法である．ナス法では，患者の体格に応じて様々な長さのナスプレートから1つを選択し，それを患者の陥凹変形に応じて軽くカーブを持った形に成型する．そしてこのナスプレートを，胸腔外→肋間を穿通→胸骨裏面→肋間を穿通→胸腔外と通し，これを180°反転させることで胸郭陥凹部を挙上し，胸郭形態の矯正を図る．

初心者がこのナス法に対して不安を抱き，取っ付きにくいと感じる理由として，ナスプレートの選択と成型に一定の基準がない点，そして胸郭内での心肺損傷への恐れがある点が挙げられると考えるので，この2点についての我々の取っている方法を特に詳述する．なお，ここでは，手術至適年齢とされている10歳前後，陥凹形態は左右対称で胸骨にねじれがない，陥凹がそこまでひどくない，このような患者を想定している．また，全体を通して体系的・画一的な記載に徹しているが，あくまでもこれは「基本」であり，経験を得ていく中で症例ごとにアレンジすべきであることは言うまでもない．

1．ナスプレートの選択と成型について
A．入院までに

術前検査の1つとして胸部CTは必須であり，これを手術中体位と同じ上肢挙上位で撮影しておく．撮影された画像の中から胸部正中最陥凹点を通る軸位スライス画像を選び印刷する．ほとんどの場合でこれは，胸骨下端・剣状突起あたりを写した画像である．そのスライス画像には左右肋骨の断面が複数写っているはずだが，頸部あたりのスライス画像から鎖骨，第1肋骨，第2肋骨と順に追っていき，それらが何番目の肋骨であるかを把握しておく．また，印刷した画像の隅には，長さ計測の指標となる目盛りがあるはずなので，この目盛りの長さが実測値と同じになるように，つまりスライス画像内の目盛り10 cmが実測10 cm

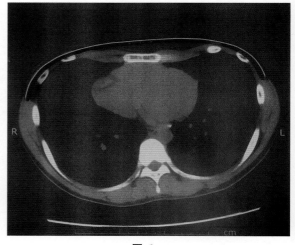

図 1.
胸部正中最陥凹点を通る軸位スライス画像を実寸大に拡大コピーして，ナスプレートの長さ選択と形状作成のシミュレーションを行った．

になるように，適当な倍率で拡大コピーを行う．

続いて，この「最陥凹部実寸スライス」上でシミュレーションを続けていく．左右の第5肋間に印を付け，ここをナスプレートが穿通するとイメージする．第7肋骨上縁の皮下・胸郭上から第6肋骨の表面を通り，第5肋間から胸腔内に入り，第5肋骨や胸骨を支え上げて自然な胸壁形態を作る．そして対側に至って，同じく第5肋骨を支え上げながらその先の第5肋間を穿通し，胸郭上を第7肋骨上縁あたりまで．このような狙いとイメージを持ち，滑らかで左右対称なカーブで線を描いてみる．なお，胸骨を支え上げる正中だけは幅4 cmほどで直線状とすることで，胸骨裏面との接触性を高め，術後のフリッピング予防とする．

紙に描いたこの線の長さと弯曲をもとに，ナスプレートのテンプレートを選択し，そして成型する(図1)．テンプレートは軟らかいので，手で自在に曲げることができる．長さについては，「バーの長さ(inch) ＝ 胸郭横径(cm)×0.4＋1.7」とした三宅らの報告も参考にしている[4]．

左右対称な陥凹を想定しているので，挿入するナスプレートも左右対称とする．成型したテンプレートを新たな白紙の上に置き，辺縁をなぞるようにして弯曲を紙に写しとる．中央もマーキング

する．テンプレートを左右反転してみて描いた線からずれが生じるようなら，それはテンプレートが左右対称ではないことを意味するので，少し修正を加えて左右対称に近づける．

プレート長さの参考として，我々の経験した 9〜11 歳の漏斗胸患者 26 例のうち，13 例で 270 mm 長のナスプレートを使用していた．

B．手術前日

患者を術中と同じ体位として，手術に向けたシミュレーションを行う．当科では，仰臥位，両上肢とも肩関節外転 90°・肘関節屈曲 90°の体位としている．その後，10 分ほどをかけて以降の作業を進めつつ，上肢に痛みやしびれが出てこないかを尋ね，胸郭出口症候群へのリスク評価としている．この際に上肢に症状が出ない場合でも，術中に肩甲帯が伸展しないように背中・肩の高さよりも肘の高さを少し高くすることは重要である[5]．

次に，体表にマーキングを加えていく．胸部正中の最陥凹点と，そこから左右に水平に伸ばした線上で左右の第 5 肋間にあたる点，以上の 3 点である．必然的に，前項で選択した CT スライス画像はこの 3 点を含む高さのものとなっている．そしてここで想定しているような典型的な症例であれば，この第 5 肋間のナスプレート刺入点と胸壁形態の変曲点（胸部の陥凹が始まる点）はほぼ一致すると思われる．

前述のごとく実寸 CT スライス像から事前成型したテンプレートを体表に当てながら，ナス法における 180°反転を頭の中でもシミュレーションをする．左右の第 5 肋間の点を支点としてナスプレートが反転すると，中央部分が胸骨を支え上げ，左右部分は皮下組織の深層で胸郭上にすっと収まっていくようなイメージである．反転後をシミュレーションした時にプレート左右部分が皮膚の表面に乗ってくるようなら，それは弯曲がまだ弱いということになる．弯曲を少し修正した方がよさそうだと感じればその修正を加え，もう一度，前述の「最陥凹部実寸スライス」上に置いてみて，イメージに合いそうかを確かめる．

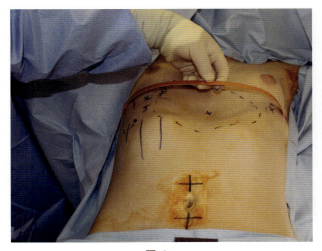

図 2．
事前に作成したテンプレートを，最陥凹点の高さで，左右第 5 肋間の胸郭刺入点を支点に反転するイメージで，シミュレーションを行っている．

完成したテンプレートは，そのままの形で滅菌してもらい，翌日の手術で使用する．

C．手術当日

硬膜外麻酔カテーテルの留置，分離肺換気ができるようダブルルーメンチューブで経口挿管，体全体をベッドの右端へ，両上肢は前述のような姿勢とする．前日にマーキングした胸部正中最陥凹点や左右第 5 肋間のナスプレート刺入点を触れてみて，前日のシミュレーションと同じ体位が再現できていることを確認してから消毒に移る．

術野ができたら，前日に作成したテンプレートをもう一度体表にあててシミュレーションし，最終確認を経た上で実際に挿入するナスプレートのベンディングを開始する（図 2）．ベンディング終了後にはプレートの端にスタビライザーが装着できることを確認しておく．スタビライザーをスライドさせて挿入するタイプのナスプレートの場合，端のベンディングのカーブ次第ではうまくスライドできないからである．

2．胸郭内の剝離について

皮膚切開，そして筋膜上剝離まで行い，その次の胸郭内剝離について詳述する．ベンディングしたナスプレートを通すために，まずはイントロデューサーで，右肋間刺入点，陥凹した胸骨の裏

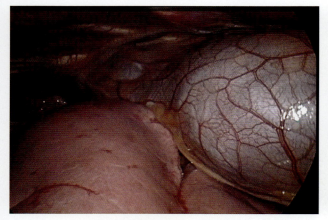

図 3. 胸腔鏡で見た右胸腔内
右肺は虚脱しており，画面上方に内胸動静脈を見ることができる．

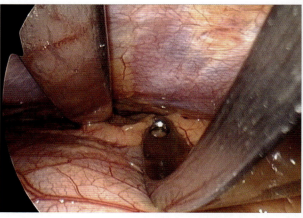

図 4. 挙上鈎（左）で胸骨を持ち上げ，イントロデューサー（右）で心臓・胸骨間の剝離を進める．

面，そして左側の刺入点へと通り道を作る．この手術操作を，心臓や肺を損傷することなく，少しでも安全・確実に成し遂げるのに必要なことは，何らかの方法で胸骨を最大限に挙上し，胸腔鏡を併用して胸腔内の術野を観察しながら操作を進める．この2点に尽きると考える．

A．胸腔鏡の使用

胸腔鏡の挿入とカメラワークについては，可能であれば普段からその操作に慣れている呼吸器外科医にご協力を仰いだ方がよい．麻酔科医に指示して右肺を虚脱してもらった上で，胸腔鏡を，右側胸部やや後方の第7肋間から胸骨下端を見上げるように挿入する．

患者の頭部左側に設置したモニターには，虚脱した肺と，右胸腔内の構造が広く映し出される（図3）．平行に走る肋骨・肋軟骨が観察でき，胸骨の傍には内胸動静脈が走行している．内胸動脈は，剣状突起あたりで上腹壁動脈と筋横隔動脈に分岐し，後者は肋骨弓に沿って走行し，横隔膜や内外腹斜筋への血行を担う．形成外科医にとってあまり見たことのない映像であり，目の前に映し出された心臓の拍動に不安を感じるかもしれないが，次いで胸骨挙上の操作に移っていく．

B．胸骨の挙上

胸骨の挙上のためには複数の方法が知られている．剣状突起下方や傍胸骨の肋間からフックを刺入し，その先端を胸骨の裏面にあててこれを吊り上げる．陥凹部に吸引器（ソルブ株式会社「バキュームベル」やグンゼメディカル株式会社「ペクタスエッグ」）を装着し，陰圧をかけることで胸骨を持ち上げる．こういった方法がある中，我々は右側胸部切開から挿入する胸骨挙上鈎を好んで使用している．この挙上鈎は，イントロデューサーと干渉しにくいような，そして挙上鈎を保持する助手にとって持ちやすいような形状になっている．イントロデューサーと平行に胸腔内に刺入するため，挙上鈎挿入のための追加切開が不要という利点もある．この使い方の詳細については以前に著したものを参照していただきたい[6][7]．そこでは，イントロデューサーと挙上鈎を同一肋間から刺入と記したが，両者がより干渉しないように，現在は挙上鈎を1つ上の肋間から刺入している．

C．剝離操作

陥凹した胸骨を挙上することで，心臓と胸骨の間に隙間ができる（図4）．ただ，隙間といっても，胸骨を持ち上げると左胸腔内まで即座に見通せるわけではない．心外膜と胸骨裏面の間には脂肪組織を含んだ結合組織が存在する．

胸骨をしっかりと挙上するとその結合組織が引き延ばされ，なんとなく薄い部分が見えてくるので，右第5肋間刺入点から挿入したイントロデューサーの先端をその薄い部分にあて，胸骨と

平行に左右に振ることで裂き開けていくようにする．作成するトンネルの幅としては，理論上はナスプレートが通る幅さえあれば十分ではあるが，剥離操作を進めていって右からの胸腔鏡で左胸腔内までの視野を得るためには，出だし部分はある程度幅広く裂き開けておいた方がよい（図5）．

　左胸腔内の視野を得るために，麻酔科にお願いして短時間だけ呼吸を止めて，左肺も虚脱してもらうこともある．操作に不慣れで十分な視野が得られず不安なうちは，重篤な合併症を避けるためにも，ためらわずに左からも胸腔鏡を挿入した方がよい．とにかく盲目的な操作をなくし，イントロデューサーの先端を常に観察し，意図を持った手術操作を行うようにすれば，胸腔内の剥離操作に対して過度に恐れを抱く必要はないので，落ち着いて進めていただきたい．

3．ナスプレートの挿入から閉創まで

　ここからはその手術操作が重篤な合併症につながる可能性は低く，前項ほどつぶさには記さないので，様々な成書も参考にされたい[8]．

　イントロデューサーの先端が左胸郭の刺入点（ここでは左第5肋間）を貫いて皮下に出れば，先端に綿テープを結わえてイントロデューサーを引き戻す．綿テープを成型したナスプレートに結い直し，テープをガイドにしてナスプレートを通す．両端が皮膚切開部から体表に飛び出た状態になるので，フリッパーを用いてナスプレートを180°反転させる．これは胸腔鏡で観察しながら行い，余計な組織を巻き込まず，異常な出血も生じていないことを確認しておく．両端を皮下に納め，胸部正中の陥凹変形が修正されたことを確認する．ナスプレートの右端と胸腔鏡のカメラポートが近接しているので，手術操作の容易さという点で左端にスタビライザーを取り付ける．プレート端やスタビライザーに開いている孔を用いて周囲軟部組織との間に糸をかけることで，ナスプレートのずれ予防とする．それでも安定性に不安がある時は，両端にスタビライザーを取り付ける．皮膚を閉創したら，虚脱していた右肺をしっ

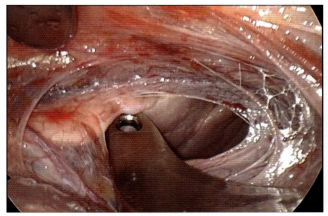

図5． イントロデューサーが左胸腔内に入り，その先に左肺が観察できる．

かりと膨らませ，胸腔内を十分に脱気し，胸腔鏡およびそのカメラポートを抜去する．

その他

　漏斗胸や鳩胸を含め胸郭変形の患者の多くは，その形態への悩みを抱えて医療機関を受診し，形態改善というところに大きな期待を抱いて外科的治療を受け入れる．形態の変化を記録するにあたり，我々は3次元画像撮影装置 VECTRA H1（キャンフィールド，米国）を使用しており，実際にその有用性を感じているので，今回の総合テーマ「シミュレーション」につながる内容としてこれについて記す．

　外来診察の中でも適宜に撮影・記録をしているものの，背筋の伸ばし具合や上肢の位置が違えば，撮影体位の再現性は低下し，正確な時系列比較が難しくなる．一方で，手術室ではほぼすべての患者で同じ手術体位を取らせることもあり，ナス法施行時において麻酔がかかった術前と手術終了時，3年後の抜釘手術において麻酔がかかった術前と手術終了時，の計4回は必ず撮影するようにしている．

　一連の手術操作を経てもおそらくほぼ動かないであろう点，具体的には臍窩や鎖骨中央や前胸部から外れたところに存在するほくろなどを元に2枚の画像を貼り合わせることで，変化量を数値化

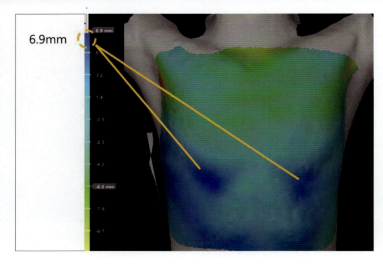

図 6．
VECTRA H1 を用いた術前後比較
抜釘後に残った季肋部陥凹変形に対して脂肪注入を行い，陥凹部皮膚は 6.9 mm 変化した．

できる．ナス法術後に残存する小変形に対して脂肪注入術で修正をこともあるが，比較的小さな変化もとらえることができている(図6)．

まとめ

手術至適年齢とされている10歳前後，陥凹形態は左右対称で胸骨にねじれがない，陥凹がそこまでひどくない，このような漏斗胸患者を想定して，「初心者でも実践可能」なナス法について記した．この分野に対してより多くの形成外科医に興味を持っていただきたい，と願ってやまない．

参考文献

1) Ramadan, S., et al.：Cardiopulmonary function in adolescent patients with pectus excavatum or carinatum. BMJ Open Respir Res. 8：e001020, 2021.
2) Zens, T. J., et al.：The severity of pectus excavatum defect is associated with impaired cardiopulmonary function. Ann Thorac Surg. 114：1015-1021, 2022.
3) Katrancioglu, O., et al.：Is there a relationship between Haller Index and cardiopulmonary function in children with pectus excavatum? Turk Gogus Kalp Damar Cerrahisi Derg. 31：367-373, 2023.
4) 三宅　啓ほか：Nuss 法で使用する bar size 決定に関する検討．日小外会誌．48：1019-1023, 2012.
   Summary　CT で計測した胸郭横径を用いた計算式で，使用するバーのサイズを導き出している．
5) 前田奈美：腕神経麻痺を防ぐための仰臥位での上肢挙上位のとり方．日手看会誌．3：77-79, 2007.
   Summary　腕神経麻痺を起こす可能性が一番低く安楽な上肢挙上位の取り方について検討を行っている．
6) Takagi, S., et al.：A new sternum elevator reduces severe complications during minimally invasive repair of the pectus excavatum. Pediatr Surg Int. 28：623-626, 2012.
   Summary　挙上挙上鈎の紹介とその使用方法について述べている．
7) Takagi, S., Ohjimi, H.：Sternum elevators for minimal access pectus excavatum repair. Chest Wall Deformities. 1st ed. Saxena, A. K., ed. 467-474, Springer, 2017.
8) 永竿智久：Nuss 手術の手順．漏斗胸の治療．永竿智久ほか編．45-56，克誠堂出版，2016.

PEPARS (ペパーズ) No.195
2023年増大号
顔面の美容外科 Basic & Advance

編集 朝日 林太郎　日本医科大学, 講師

2023年3月発行　B5判　200頁
定価6,600円（本体6,000円＋税）

美容外科の"今"と"最先端"が見えてくる！
顔面の美容外科、押さえるべき"Basic"と、
最先端を走る今まさに"旬"の美容外科医が
実際に行っている**Advance technique**が
もりだくさん！

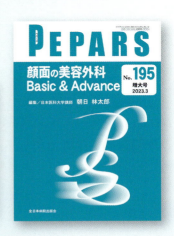

目次

総論
厚生労働科学研究から見えてきた顔面美容外科の特殊性―顔面の施術が多い理由とインフォームド・コンセント―　　大慈弥裕之

上眼瞼
眉毛下皮膚切除術―眉下切開・眉下リフト―　　安嶋 康治
埋没式重瞼術の基本と私の方法：一糸皮膚挙筋多交叉法　　小川 英朗ほか
左右差を減らすための切開式重瞼術のパラメータ調整　　中村 優
挙筋腱膜前転による二重形成術　　朝日林太郎
目頭切開（内眼角形成術）　　藤本 卓也ほか

下眼瞼
経結膜脱脂と脂肪注入のコンビネーションによる下眼瞼形成　　孫 駿一郎ほか
瞼裂の外下方への拡大を目的とした外眼角形成術　　塩崎 正崇ほか
表ハムラ法による下眼瞼形成術　　野本 俊一
裏ハムラ法による下眼瞼形成術　　赤嶺 周亮ほか

鼻
耳介軟骨を使用した鼻中隔延長術　　新行内芳明
鼻尖形成術　　山本 豊
鼻翼縮小術 Basic & Advance　　牧野陽二郎

口周囲
口角形成術の基本―非外科的治療と外科的治療―　　廣瀬 雅史
側面位を意識した人中短縮術　　前田 翔

輪郭形成・フェイスリフト
脂肪吸引術による輪郭形成　　長野 寛史
Facial bone contouring surgery (FBCS) 事始め　　山本 崇弘
フェイスリフト　　牧野 太郎

さらに詳しい情報と
各論文のキーポイントはこちら！

 全日本病院出版会
〒113-0033　東京都文京区本郷 3-16-4　Tel:03-5689-5989
http://www.zenniti.com　Fax:03-5689-8030

FAX による注文・住所変更届け

改定：2024 年 1 月

　毎度ご購読いただきましてありがとうございます.

　読者の皆様方に弊社の本をより確実にお届けさせていただくために，FAX でのご注文・住所変更届けを受けつけております. この機会に是非ご利用ください.

◇ご利用方法

　FAX 専用注文書・住所変更届けは，そのまま切り離して FAX 用紙としてご利用ください. また，注文の場合手続き終了後，ご購入商品と郵便振替用紙を同封してお送りいたします.**代金が税込 5,000 円をこえる場合，代金引換便とさせて頂きます.** その他，申し込み・変更届けの方法は電話，郵便はがきも同様です.

◇代金引換について

　代金が税込 5,000 円をこえる場合，代金引換とさせて頂きます. 配達員が商品をお届けした際に，現金またはクレジットカード・デビットカードにて代金を配達員にお支払い下さい(本の代金＋消費税＋送料). (※年間定期購読と同時に 5,000 円をこえるご注文を頂いた場合は代金引換とはなりません. 郵便振替用紙を同封して発送いたします. 代金後払いという形になります.送料は，定期購読を含むご注文の場合は弊社が負担します)

◇年間定期購読のお申し込みについて

　年間定期購読は，1 年分を前金で頂いておりますため，代金引換とはなりません. 郵便振替用紙を本と同封または別送いたします. 送料弊社負担，また何月号からでもお申込み頂けます.

　毎年末，次年度定期購読のご案内をお送りいたしますので，定期購読更新のお手間が非常に少なく済みます.

◇住所変更届けについて

　年間購読をお申し込みされております方は，その期間中お届け先が変更します際，必ずご連絡下さいますようよろしくお願い致します.

◇取消，変更について

　取消，変更につきましては，お早めに FAX，お電話でお知らせ下さい.

　返品は，原則として受けつけておりませんが，返品の場合の郵送料はお客様負担とさせていただきます. その際は必ず弊社へご連絡ください.

◇ご送本について

　ご送本につきましては，ご注文がありましてから約 1 週間前後とみていただきたいと思います.

◇個人情報の利用目的

　お客様から収集させていただいた個人情報，ご注文情報は本サービスを提供する目的(本の発送，ご注文内容の確認，問い合わせに対しての回答等)以外には利用することはございません.

　その他，ご不明な点は弊社までご連絡ください.

株式会社 全日本病院出版会

〒 113-0033 東京都文京区本郷 3-16-4-7F
電話 03(5689)5989　FAX03(5689)8030　郵便振替口座 00160-9-58753

FAX 専用注文書

形成・皮膚 2411　　　年　　月　　日

○印	PEPARS	定価(消費税込み)	冊数
	2025 年 1 月〜12 月定期購読(送料弊社負担)	42,020 円	
	PEPARS No. 207 皮弁挙上に役立つ解剖 増大号	5,720 円	
	PEPARS No. 200 足を診る―糖尿病足病変，重症下肢虚血からフットケアまで― 臨時増大号	5,500 円	
	PEPARS No. 195 顔面の美容外科 Basic & Advance 増大号	6,600 円	
	バックナンバー(号数と冊数をご記入ください) No.		

○印	Monthly Book Derma.	定価(消費税込み)	冊数
	2025 年 1 月〜12 月定期購読(送料弊社負担)	43,560 円	
	MB Derma. No. 353 皮膚科アンチエイジング外来 増大号	5,610 円	
	MB Derma. No. 348 達人が教える！"あと一歩"をスッキリ治す皮膚科診療テクニック 増刊号	6,490 円	
	バックナンバー(号数と冊数をご記入ください) No.		

○印	瘢痕・ケロイド治療ジャーナル
	バックナンバー(号数と冊数をご記入ください) No.

○印	書籍	定価(消費税込み)	冊数
	ゼロからはじめる Non-Surgical 美容医療 新刊	5,940 円	
	カスタマイズ治療で読み解く美容皮膚診療	10,450 円	
	日本美容外科学会会報　Vol. 44　特別号 「美容医療診療指針 令和 3 年度改訂版」	4,400 円	
	ここからマスター！手外科研修レクチャーブック	9,900 円	
	足の総合病院・下北沢病院がおくる！ ポケット判 主訴から引く足のプライマリケアマニュアル	6,380 円	
	カラーアトラス 爪の診療実践ガイド　改訂第 2 版	7,920 円	
	イチからはじめる美容医療機器の理論と実践　改訂第 2 版	7,150 円	
	臨床実習で役立つ形成外科診療・救急外来処置ビギナーズマニュアル	7,150 円	
	足爪治療マスター BOOK	6,600 円	
	図解 こどものあざとできもの―診断力を身につける―	6,160 円	
	美容外科手術―合併症と対策―	22,000 円	
	グラフィック リンパ浮腫診断―医療・看護の現場で役立つケーススタディ―	7,480 円	
	足育学　外来でみるフットケア・フットヘルスウェア	7,700 円	
	ケロイド・肥厚性瘢痕 診断・治療指針 2018	4,180 円	
	実践アトラス 美容外科注入治療　改訂第 2 版	9,900 円	
	ここからスタート！眼形成手術の基本手技	8,250 円	
	Non-Surgical 美容医療超実践講座	15,400 円	

お名前　フリガナ　　　　　　　　　　　　　　　㊞　　診療科

ご送付先　〒　　－　　　　　　□自宅　　□お勤め先

電話番号　　　　　　　　　　　　　□自宅　□お勤め先

バックナンバー・書籍合計
5,000 円 以上のご注文
は代金引換発送になります

―お問い合わせ先―
㈱全日本病院出版会営業部
電話 03(5689)5989

FAX 03(5689)8030

全日本病院出版会行
FAX 03-5689-8030

年　　月　　日

住 所 変 更 届 け

お 名 前	フリガナ	
お客様番号		毎回お送りしています封筒のお名前の右上に印字されております8ケタの番号をご記入下さい。
新お届け先	〒　　　　　　　　都 道 　　　　　　　　　　府 県	
新電話番号	（　　　　　　）	
変更日付	年　　月　　日より	月号より
旧お届け先	〒	

※ 年間購読を注文されております雑誌・書籍名に✓を付けて下さい。

- ☐ Monthly Book Orthopaedics （月刊誌）
- ☐ Monthly Book Derma. （月刊誌）
- ☐ Monthly Book Medical Rehabilitation （月刊誌）
- ☐ Monthly Book ENTONI （月刊誌）
- ☐ PEPARS （月刊誌）
- ☐ Monthly Book OCULISTA （月刊誌）

FAX 03-5689-8030

全日本病院出版会行

PEPARS バックナンバー一覧

2020 年
- No. 159 外科系医師必読！形成外科基本手技 30 【増大号】
  —外科系医師と専門医を目指す形成外科医師のために—
  編集／上田晃一

2021 年
- No. 171 眼瞼の手術アトラス―手術の流れが見える― 【増大号】
  編集／小室裕造
- No. 179 マイクロサージャリーの基礎をマスターする
  編集／多久嶋亮彦
- No. 180 顔面骨骨折を知り尽くす
  編集／尾﨑 峰

2022 年
- No. 181 まずはここから！四肢のしこり診療ガイド
  編集／土肥輝之
- No. 182 遊離皮弁をきれいに仕上げる―私の工夫―
  編集／櫻庭 実
- No. 183 乳房再建マニュアル 【増大号】
  —根治性，整容性，安全性に必要な治療戦略—
  編集／佐武利彦
- No. 184 局所皮弁デザイン―達人の思慮の技―
  編集／楠本健司
- No. 185 ＜美容外科道場シリーズ＞
  要望別にみる鼻の美容外科の手術戦略
  編集／中北信昭
- No. 186 口唇口蓋裂治療
  —長期的経過を見据えた初回手術とプランニング—
  編集／彦坂 信
- No. 187 皮膚科ラーニング！STEP UP 形成外科診療
  編集／土佐眞美子・安齋眞一
- No. 188 患者に寄り添うリンパ浮腫診療―診断と治療―
  編集／前川二郎
- No. 189 ＜美容外科道場シリーズ＞埋没式重瞼術
  編集／百澤 明
- No. 190 こんなマニュアルが欲しかった！
  形成外科基本マニュアル［1］
  編集／上田晃一
- No. 191 こんなマニュアルが欲しかった！
  形成外科基本マニュアル［2］
  編集／上田晃一
- No. 192 ＜1 人医長マニュアルシリーズ＞
  手外傷への対応
  編集／石河利広

2023 年
- No. 193 形成外科手術 麻酔マニュアル
  編集／西本 聡
- No. 194 あざの診断と長期的治療戦略
  編集／河野太郎
- No. 195 顔面の美容外科 Basic & Advance 【増大号】
  編集／朝日林太郎
- No. 196 顔の外傷 治療マニュアル
  編集／諸富公昭
- No. 197 NPWT（陰圧閉鎖療法）の疾患別治療戦略
  編集／田中里佳
- No. 198 実践 脂肪注入術―疾患治療から美容まで―
  編集／水野博司
- No. 199 HIFU と超音波治療マニュアル
  編集／石川浩一
- No. 200 足を診る 【臨時増大号】
  —糖尿病足病変，重症下肢虚血からフットケアまで—
  編集／古川雅英
- No. 201 皮弁・筋皮弁による乳房再建：適応と手術のコツ
  編集／武石明精
- No. 202 切断指 ZONE 別対応マニュアル！
  編集／荒田 順
- No. 203 知っておくべき穿通枝皮弁 10
  編集／中川雅裕
- No. 204 多血小板血漿（PRP）の上手な使い方
  編集／覚道奈津子

2024 年
- No. 205 植皮のすべて，教えます
  編集／櫻井裕之
- No. 206 形成外科的くすりの上手な使い方
  編集／秋山 豪
- No. 207 皮弁挙上に役立つ解剖 【増大号】
  編集／梅澤裕己
- No. 208 得意を伸ばす手外科
  編集／鳥谷部荘八
- No. 209 スレッドリフトを極める 【特大号】
  編集／鈴木芳郎
- No. 210 今すぐ始めるリンパ浮腫
  編集／塗 隆志
- No. 211 まずこの 1 冊！新しい創傷治療材療を使いこなす
  編集／小川 令
- No. 212 乳房の美容手術 私の治療戦略
  編集／淺野裕子
- No. 213 下眼瞼の美容外科
  編集／野本俊一
- No. 214 顔面神経麻痺 診断と治療
  —初期対応から後遺症治療まで—
  編集／林 礼人

各号定価：3,300 円（本体 3,000 円＋税）．
増大号の価格は以下の通りです．
No. 159, 171, 183, 207：定価 5,720 円（本体 5,200 円＋税）
No. 195：定価 6,600 円（本体 6,000 円＋税）
No. 200：定価 5,500 円（本体 5,000 円＋税）
No. 209：定価 4,400 円（本体 4,000 円＋税）
在庫僅少品もございます．品切の場合はご容赦ください．
（2024 年 10 月現在）

掲載されていないバックナンバーにつきましては、弊社ホームページ（www.zenniti.com）をご覧下さい．

2025 年　年間購読　受付中！
年間購読料　42,020 円（消費税込）（送料弊社負担）
（通常号 11 冊＋増大号 1 冊：合計 12 冊）

全日本病院出版会　　検索　click

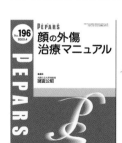

表紙をリニューアルしました！

次号予告

にきび 知る・診る・治す

No.216（2024年12月号）
編集／兵庫県立尼崎総合医療センター部長
　　　　　　　　　　　　　山脇　聖子

「尋常性痤瘡・酒皶治療ガイドライン2023」
　におけるにきび診療の取り扱い
　………………………………山﨑　研志
にきび治療におけるスキンケア…森　　文子
にきび治療における食事指導……山口　翔平

原因・疫学
　年齢による痤瘡原因の違い……野村　有子
　皮膚のバリア機能……………傳田　光洋

治　療
　にきびに対する外用剤・内服…内藤　素子
　にきびに対する漢方治療………向田公美子
　にきびに対する外科的治療……河野　太郎
　にきびに対するケミカルピーリング
　………………………………上中智香子
　痤瘡瘢痕の治療………………小川　令

掲載広告一覧

ケイセイ	表4
エーエムコーポレーション	54

編集顧問：	栗原邦弘　百束比古　光嶋　勲
編集主幹：	上田晃一　大阪医科薬科大学教授
	大慈弥裕之　福岡大学名誉教授
	NPO法人自由が丘アカデミー代表理事
	小川　令　日本医科大学教授

No.215　編集企画：
　　三川信之　千葉大学 教授

PEPARS　No.215

2024年11月15日発行（毎月1回15日発行）
　　定価は表紙に表示してあります.
　　　　　Printed in Japan

© ZEN・NIHONBYOIN・SHUPPANKAI, 2024

発行者　　末　定　広　光
発行所　　株式会社　**全日本病院出版会**
〒113-0033 東京都文京区本郷3丁目16番4号
　　　電話（03）5689-5989　Fax（03）5689-8030
　　　郵便振替口座 00160-9-58753

印刷・製本　三報社印刷株式会社　　　電話（03）3637-0005
広告取扱店　**株式会社文京メディカル**　電話（03）3817-8036

- 本誌に掲載する著作物の複製権・翻訳権・上映権・譲渡権・公衆送信権（送信可能化権を含む）は株式会社全日本病院出版会が保有します.
- **JCOPY** ＜(社)出版者著作権管理機構　委託出版物＞
  本誌の無断複写は著作権法上での例外を除き禁じられています. 複写される場合は, そのつど事前に, (社)出版者著作権管理機構（電話 03-5244-5088, FAX 03-5244-5089, e-mail: info@jcopy.or.jp）の許諾を得てください.
- 本誌をスキャン, デジタルデータ化することは複製に当たり, 著作権法上の例外を除き違法です. 代行業者等の第三者に依頼して同行為をすることも認められておりません.